U0220419

ICU护理查房案例精选 第二辑

主 编 王春英 蔡 挺

房 君 陈 瑜

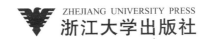

ZHEJIANG UNIVERSITY PRESS
浙江大学出版社

图书在版编目（CIP）数据

ICU护理查房案例精选. 第二辑 / 王春英等主编. —
杭州：浙江大学出版社，2019.9
ISBN 978-7-308-19352-8

Ⅰ. ①I… Ⅱ. ①王… Ⅲ. ①险症－护理－案例
Ⅳ. ①R459.7

中国版本图书馆CIP数据核字(2019)第150265号

ICU护理查房案例精选　第二辑

王春英　蔡　挺
房　君　陈　瑜　主编

策划编辑	张　鸽
责任编辑	董晓燕　冯其华
责任校对	殷晓彤
封面设计	黄晓意
出版发行	浙江大学出版社
	（杭州市天目山路148号　邮政编码310007）
	（网址：http://www.zjupress.com）
排　　版	杭州兴邦电子印务有限公司
印　　刷	浙江省邮电印刷股份有限公司
开　　本	880mm×1230mm　1/32
印　　张	11.375
字　　数	218千
版 印 次	2019年9月第1版　2019年9月第1次印刷
书　　号	ISBN 978-7-308-19352-8
定　　价	56.00元

《ICU护理查房案例精选　第二辑》
编委会

前　言

　　《ICU护理查房案例精选(第一辑)》自出版以来,受到广大临床护理人员的欢迎,该书为基层护理实践者提供了护理查房的学习模板,有很高的临床实用价值。但是,由于书中案例有限,未能完全满足广大读者对知识的渴求,因此,本书在《ICU护理查房案例精选(第一辑)》的基础上,又精选了更丰富的护理查房案例,以飨读者。《ICU护理查房案例精选(第二辑)》的内容,不但增加了典型病例的查房案例,还与时俱进增加了近年来频发和突发公共卫生事件的相关内容,包括H1N1甲型流感、慢性阻塞性肺疾病急性加重、急性呼吸窘迫综合征、气胸、过敏性休克、深静脉血栓、肝硬化、病毒性脑炎、癫痫、乳腺癌等病例,更加贴近临床现状和医疗发展趋势。

　　本书案例丰富,且突出临床实用性,因此既可作为临床护理教学查房的指导用书,也可用作临床一线护士的继续学习用书。本书编写人员除宁波市第二医院的危重症护理骨干和专家,还有内、外科等各专科的临床医师,他们充分借鉴国内外最新研究资料,将多年累积的临床经验倾注于本书。

在此,我们向曾经对《ICU护理查房案例精选(第一辑)》提出意见和建议的读者表示衷心的感谢,并热烈欢迎广大读者一如既往地对本书提出批评和指正。

编者

2019 年 7 月

缩略词表

（按英文缩写字母排序）

英文缩写	英文全称	中文全称
AECOPD	acute exacerbation of chronic obstructive pulmonary disease	慢性阻塞性肺疾病急性加重
ALT	alanine transaminase	谷氨酸氨基转移酶
ARDS	acute respiratory distress syndrome	急性呼吸窘迫综合征
AST	aspartate transaminase	天冬氨酸氨基转移酶
BIRADS	breast imaging reporting and data system	乳腺影像报告和数据系统
CAM-ICU	confusion assessment method for the intensive care unit	重症监护室意识模糊评估表
CI	cardiac index	心脏指数
CO	cardiac output	心排血量
COPD	chronic obstructive pulmonary disease	慢性阻塞性肺疾病
CPOT	critical-care pain observation tool	重症监护疼痛观察量表
CRP	C-reactive protein	C-反应蛋白
CSWS	cerebral salt wasting syndrome	脑钠盐消耗综合征
CT	computerized tomography	计算机断层扫描
CTA	computerized tomography angiography	CT血管造影
CVP	central venous pressure	中心静脉压
DF	diabetic foot	糖尿病足

续表

英文缩写	英文全称	中文全称
DFU	diabetic foot ulcer	糖尿病足溃疡
DM	diabetes mellitus	糖尿病
DPH	dynamic pulmonary hyperinflation	动态肺过度充气
DSA	digital subtract angiography	数字减影血管造影
DVT	deep venous thrombosis	深静脉血栓形成
ECMO	extracorporeal membrane oxygenation	体外膜肺氧合
ELISPOT	enzyme-linked immunospot assay	酶联免疫斑点试验
FEV_1	forced expiratory volume in the first second	第1秒最大呼气量
FiO_2	fraction of inspired oxygen	吸入氧浓度
FNAB	fine-needle aspiration biopsy	细针穿刺活检
GCS	Glasgow coma scale	格拉斯哥昏迷评分
ICDSC	intensive care delirium screening checklist	重症监护谵妄筛查量表
ICU	intensive care unit	重症监护室
ICU-AW	ICU acquired weakness	ICU获得性衰弱
MG	myasthenia gravis	重症肌无力
MRI	magnetic resonance imaging	磁共振成像
NCCN	National Comprehensive Cancer Network	国家综合癌症网络
NIV	non-invasive ventilation	无创正压机械通气
NRS2002	nutritional risk screening 2002	营养风险筛查2002
NRS	numerical rating scale	数字评分量表

英文缩写	英文全称	中文全称
PaCO$_2$	arterial partial pressure of carbon dioxide	动脉血二氧化碳分压
PaO$_2$	arterial partial pressure of oxygen	动脉血氧分压
PCI	percutaneous coronary intervention	经皮冠状动脉介入治疗
PE	pulmonary embolism	肺栓塞
PEEP	positive end-expiratory pressure	呼气末正压
PEEPe	extrinsic positive end-expiratory pressure	外源性呼气末正压
PEEPi	intrinsic positive end-expiratory pressure	内源性呼气末正压
PET/CT	positron emission tomography/computerized tomography	正电子发射断层扫描/计算机断层扫描
PICC	peripherally inserted central catheter	经外周静脉穿刺中心静脉置管
PSV	pressure support ventilation	压力支持通气
RASS	Richmond agitation-sedation scale	Richmond躁动-镇静评分量表
RT-PCR	real time polymerase chain reaction	实时聚合酶链反应
SaO$_2$	arterial oxygen saturation	动脉血氧饱和度
SIADH	syndrome of inappropriate secretion of antidiuretic hormone	抗利尿激素分泌异常综合征
SIMV	synchronized intermittent mandatory ventilation	同步间歇指令通气

续表

英文缩写	英文全称	中文全称
SpO₂	pulse oxygen saturation	脉搏氧饱和度
TB-PPD	purified protein derivative of tuberculin	结核菌素纯蛋白衍生物
Tg	thyroglobulin	甲状腺球蛋白
T-SPOT. TB	T cells spot test of tuberculosis infection	结核感染T淋巴细胞斑点试验
TSH	thyroid stimulating hormone	促甲状腺激素
VAP	ventilator-associated pneumonia	呼吸机相关性肺炎
VSD	vacuum sealing drainage	负压封闭引流
VTE	venous thromboembolism	静脉血栓栓塞症
WHO	World Health Organization	世界卫生组织

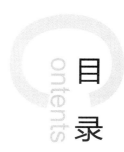

目录

案例一　慢性阻塞性肺疾病急性加重

【查房内容】慢性阻塞性肺疾病急性加重患者的病情观察和
　　　　　　护理要点
【查房形式】三级查房
【查房地点】ICU病房

护士长:

　　慢性阻塞性肺疾病(COPD)是一种常见病、多发病,患者的病死率高。COPD的主要特征为患者进行性气流受阻,肺功能缓慢减退,病程不完全可逆,严重影响其劳动能力和生活质量,目前尚无可以治愈的方法。由于COPD患者以老年人居多,患者耐受能力差,基础疾病又较多,因此往往预后不良。2002年世界卫生组织(WHO)公布的资料显示,COPD已居全球死亡原因排名第五位。预计到2020年,COPD将会升至第三位。COPD患者每年都会有2~3次急性加重,重症监护室(ICU)的COPD急性加重患者病死率可达15%~24%,而年龄超过65岁的患者的病死率可高达30%。因此,对于慢性阻塞性肺疾病急性加重(AECOPD)患者进行有效的治疗和护理具有非常重要的意义。下面由责任护士小王介绍一下患者的病史。

责任护士小王：

患者陈婆婆,75岁。因"反复咳嗽咳痰7年,加重1周"入院。入院时,患者咳嗽呈阵发性,咳黄色黏痰,痰量较以前明显增加,伴静坐休息时喘憋,感心慌、气促,腹胀,纳差。入院后,查血气分析示:pH 7.27,动脉血二氧化碳分压($PaCO_2$)87mmHg(1mmHg＝0.133kPa),动脉血氧分压(PaO_2)42mmHg,血钠125mmol/L,血钾3.0mmol/L,脉搏氧饱和度(SpO_2)70％。查体:体温37.8℃,脉搏89次/min,呼吸频率19次/min,血压171/89mmHg。予完善辅助检查及抗感染、抗炎、化痰、平喘、利尿、控制血压等对症支持治疗,但治疗效果不佳。患者在入院第二天发生昏迷,格拉斯哥昏迷评分(GCS)3分,呼吸急促,呼之无应答。查体:脉搏105次/min,呼吸20次/min,血压189/96mmHg,四肢发凉,右侧瞳孔直径2mm,左侧瞳孔直径1mm,对光反射迟钝,两肺呼吸音低,可闻及干啰音,为求进一步治疗由呼吸科转入我科。转入后予气管插管,机械通气,监测有创动脉压,禁食,胃肠减压,并予以护胃、营养心肌、抗感染、雾化吸入等对症支持治疗。

目前患者存在的主要护理问题:①气体交换功能受损。②呼吸道清理低效。③活动无耐力。④营养失调。⑤感染。

⑥呼吸机依赖。⑦存在皮肤完整性受损的风险。

实习护士小文:

什么是AECOPD？AECOPD患者都需要入住ICU吗？

护士小乐:

目前尚没有关于AECOPD的统一定义。在大多数研究和指南中,对AECOPD的诊断主要包括三方面:呼吸困难加重,痰液增多,出现脓痰。在临床上,当患者出现上述3种表现中的一种或几种时,就可以被认定为AECOPD。患者在发作期还会出现发热、胸闷、喘息等症状。本例患者完全符合上述症状。

并不是所有AECOPD患者都需要入住ICU,但当患者出现以下指征时,就需转入我科进行治疗:①严重呼吸困难,且对初始治疗反应差。②意识模糊或昏迷。③在给予充分的氧疗和无创通气后,仍有持续存在的或进行性加重的低氧血症($PaO_2 < 40mmHg$)、严重或进行性恶化的高碳酸血症($PaCO_2 > 60mmHg$)、严重或进行性恶化的呼吸性酸中毒(动脉血pH < 7.25)。④需要进行有创通气。⑤需要给予血管活性药物治疗的血流动力学不稳定的患者。根据上述指征可知,患者陈婆婆需要转入ICU进行进一步治疗。

护士小李：

AECOPD 的常见诱发因素有哪些？

护师小周：

最常见的诱因是呼吸道感染，78％的 AECOPD 患者存在明确的病毒或细菌感染依据。其他诱发因素包括吸烟、空气污染、吸入过敏原、外科手术、应用镇静药物、气胸、胸腔积液、充血性心力衰竭、心律不齐以及肺栓塞等。目前认为 AECOPD 发病因素为多源性，病毒感染、空气污染等因素加重气道炎症，并继发细菌感染。但是，约 1/3 的 AECOPD 患者难以确定病因。

护士小周：

AECOPD 的临床表现有哪些？

主管护师小陈：

喘息、胸闷、咳嗽加剧、痰量增加、痰液颜色改变和（或）痰液黏度改变以及发热是 AECOPD 的主要临床表现。其中，痰量增加和出现脓性痰常提示有细菌感染。此外，还可出现心动过速、呼吸急促、全身不适、失眠、嗜睡、疲乏、抑郁和精神紊乱等非特异性症状。目前，AECOPD 的诊断完全依赖于临床表现,即患者基线呼吸困难、咳嗽、咳痰情况超过日常变异范围。至今还没有一项单一的生物学标志可用于AECOPD的临床诊断和评估。

护士小周:

我们是不是可以利用其他临床检查手段来诊断AECOPD?

主管护师小陈:

我们可以从一些常规检查中获得证据,以明确诊断。①常规实验室检查:通过检验血红细胞计数和血细胞比容,有助于了解是否发生红细胞增多症或出血;通过检验血白细胞计数,可了解肺部有无感染。②X线胸片检查:有助于鉴别AECOPD与其他具有类似症状的疾病,如肺水肿、胸腔积液、气胸、肺炎等。③动脉血气分析:若动脉血气分析示$PaO_2<50mmHg$,$PaCO_2>70mmHg$,$pH<7.30$,则提示患者病情危重,需入住ICU进行治疗,并需要严密监控患者的病情变化。若肺功能测定第1秒最大呼气量(FEV_1)$<1L$,则提示肺功能损害极为严重。AECOPD患者做肺功能检查常较困难。

护师小米:

根据严重程度,临床上将AECOPD分为哪几级?

护师小王：

患者发生 AECOPD 后，可通过与其加重前的病程、症状、体征、肺功能测定、动脉血气分析及其他实验室检查指标对比来判断 AECOPD 的严重程度。目前尚无统一的、适用于临床的 AECOPD 严重程度分级的客观标准。为了便于临床操作，2004 年美国胸科学会/欧洲呼吸学会提出了 COPD 的诊断标准和治疗指导，将 AECOPD 的严重程度分为三级：Ⅰ级，门诊治疗；Ⅱ级，普通病房住院治疗；Ⅲ级（急性呼吸衰竭），入住 ICU 治疗。本病例患者同时并发了Ⅱ型呼吸衰竭、外源性支气管哮喘和肺性脑病，根据上述标准可知，该患者的疾病严重程度属于Ⅲ级，需要入住 ICU 进行治疗。

实习护士小刘：

患者入住 ICU 后，医生一般予其哪些常规治疗？

护师小于：

AECOPD 患者入住 ICU 后，常规治疗包括：①氧疗或机械通气支持。②应用支气管扩张剂。③应用糖皮质激素。④应用抗菌药物。⑤监测体液平衡和营养；考虑应用肝素或低分子肝素皮下注射；鉴别和治疗合并症（如心力衰竭、心律不齐）；密切监护患者的生命体征。

护师小高：

患者陈婆婆转入我科时，医生直接给其进行了有创机械通气，这是因为陈婆婆神志不清，不适合进行无创通气。我曾在文献中读到过，若早期使用无创通气（NIV），可明显减少有创通气的使用，那么 AECPOD 患者在使用 NIV 治疗方面有没有禁忌证？

主管护师小邢：

NIV 的适应证为至少符合以下 1 个条件者：①呼吸性酸中毒，动脉血 pH≤7.35 和（或）$PaCO_2$＞45mmHg。②严重呼吸困难合并相关临床症状，提示呼吸肌疲劳。③呼吸功增加，例如应用辅助呼吸机患者出现胸腹矛盾运动或者肋间隙肌群收缩。

NIV 的相对禁忌证包括：①呼吸暂停或呼吸明显抑制。②心血管系统功能异常（如低血压、心律失常、心肌梗死等）。③精神状态异常，不能合作者。④易误吸者。⑤分泌物黏稠或量大。⑥近期面部或胃、食管手术。⑦颅面部外伤。⑧固定的鼻咽部异常。⑨烧伤。⑩过度肥胖。

护士小徐：

对于 AECOPD 患者，应如何选择 NIV 的通气模式？

呼吸治疗师小叶:

常用的 NIV 通气模式有压力控制通气、持续气道内正压、双水平正压通气和比例辅助通气,其中以双水平正压通气模式最为常用。针对每位患者,设定个性化的呼吸机治疗参数是很重要的。若设定的压力和潮气量过低,会导致治疗失败;但如果参数设定得过高,则可能导致漏气和患者耐受性下降。一般采取适应性调节的方式:呼气相压力从 2～4cmH$_2$O(1cmH$_2$O≈0.098kPa)开始调节,之后逐渐上调压力水平,以保证患者每一次吸气动作都能触发呼吸机送气;吸气相压力从 4～8cmH$_2$O 开始调节,待患者耐受后再逐渐上调,直至达到满意的通气水平或患者可耐受的最高通气支持水平。

护师小高:

该患者是 AECOPD 合并 Ⅱ 型呼吸衰竭,若使用无创呼吸机,该如何护理?

主管护师小杨:

在使用无创呼吸机进行治疗的过程中,AECOPD 合并 Ⅱ型呼吸衰竭的患者容易产生焦虑、紧张的心理。人机协调性对于无创呼吸机的治疗效果有着非常重要的影响,因此,对 AECOPD 合并 Ⅱ 型呼吸衰竭的患者进行心理护理,就显得非常重要。在心理护理过程中,不仅要为患者创造一个良好的治疗环境,还要向患者及其家属介绍 NIV 治疗的安全性、有效性及重要性,以消除患者及其家属的顾虑。同时还要关注患者的心理变化,并尽量满足患者的需求。

在治疗过程中,嘱患者保持舒适的体位,要始终保证患者的呼吸道处于通畅状态。指导患者放松全身肌肉,缓慢地进行深呼吸。鼓励患者饮用适量的白开水,以助于稀释痰液。督促患者每隔一段时间更换一次体位,引导患者正确地咳嗽、咳痰,必要时可进行体位引流和吸痰。

通常情况下,长期应用无创呼吸机治疗的 AECOPD 合并 Ⅱ型呼吸衰竭的患者会出现营养状况不佳。这主要是由于在治疗期间患者无法进食,而机体的新陈代谢仍较快,患者逐渐出现营养不良,而营养不良会使患者的呼吸肌结构出现异常,进而导致其呼吸功能出现异常。

NIV 还会对患者的肠胃功能造成一定的影响,导致患者出现消化不良,进食量减少;或出现营养不良,导致患者的抵抗力下降,容易发生感染。因此,在早期治疗时,护理人员应当按照医嘱,给患者静脉补充能量和营养物质,以维持其机体所需的热量和营养成分,缓解其呼吸肌疲劳。在暂停无创呼吸机治疗或患者病情允许的情况下,护理人员应当给予患者肠内营养。根据患者在饮食方面的喜好,给予科学的营养指导,嘱患者尽量选择高蛋白质、高维生素、高脂肪、低糖、易消化的食物,如水果、蔬菜、鸡蛋、肉等。同时,还要重视补钾,富含钾的食物有鲜蘑菇、橘子汁等。如果患者出现少尿、水肿,应当限制盐和水的摄入。通过改善患者的身体状况,可以有效防止患者对无创呼吸机产生依赖,从而避免发生撤机困难,并能够有效预防并发症的发生。

在使用无创呼吸机治疗的时候,患者会出现各种并发症。这些并发症会对患者的治疗造成一定的影响。以下是常见并发症及其护理方法。

(1)口腔、咽部或舌干燥。该情况在冬季特别明显,主要发生于鼻罩漏气、呼吸机加温等异常情况时。对于这类并发症的护理,应当注意合理调整湿化器的温度,嘱患者适量饮水。

(2)胃肠胀气。对于胃肠胀气明显的患者,应当给予腹部按摩,促进排气;对于胃肠胀气不明显的患者,应当嘱患者在应用无创呼吸机时尽量少说话或者不说话。

(3)局部皮肤破损、压伤。针对这一类并发症,护理人员应注意在每次摘掉患者的面罩之后,给患者的脸部进行按摩,按摩时间为5~15min。

护士小汪:

请问杨老师,是不是一旦患者病情加重,我们就要改用有创机械通气?

主管护师小杨：

对于 AECOPD 患者，早期应用 NIV 干预可以明显减少有创通气的使用。但对于有 NIV 禁忌证或 NIV 治疗失败的严重呼吸衰竭患者，一旦出现严重的呼吸形式改变、意识改变或血流动力学改变，则应及早插管，进行有创通气。

有创通气的指征有：①不能耐受 NIV 或 NIV 治疗失败（或不适用 NIV）。②发生呼吸或心搏骤停。③发生呼吸骤停伴意识丧失。④精神状态受损，有严重的精神障碍需要镇静剂控制。⑤发生严重误吸。⑥长期不能排出呼吸道分泌物。⑦存在严重的血流动力学不稳定或严重的心律失常，对液体疗法和血管活性药物无反应。⑧危及生命的低氧血症，不能耐受 NIV。

患者陈婆婆就是在普通病房发生神志改变，转入 ICU 后给予了有创通气治疗。

护士小汪：

杨老师，有创正压通气治疗 AECOPD 时，应该如何选择通气模式？参数又该如何调整？

主管护师小杨：

常用的通气模式包括辅助控制通气、同步间歇指令通气

（SIMV）和压力支持通气（PSV）。目前临床最为常用的是（SIMV＋PSV）模式和PSV模式。PSV的吸气触发、吸气流速和吸呼切换三个环节均可由患者自己控制，人机协调性好，患者舒适度高，所以早期即可考虑单独应用，或与低频率的SIMV联用，这样有利于及时恢复患者的自主呼吸。

动态肺过度充气（DPH）和内源性呼气末正压（PEEPi）的存在是导致AECOPD合并呼吸衰竭患者呼吸力学改变的最重要因素。为缓解其不利影响，可采取限制潮气量和呼吸频率、增加吸气流速等措施，以促进患者呼气，同时给予适当的外源性呼气末正压（PEEPe），降低吸气触发功耗，改善人机协调性。

通气参数的调节包括以下几个方面。

（1）潮气量或气道压力：目标潮气量达到7～9mL/kg即可，或使平台压不超过30cmH$_2$O和（或）气道峰压不超过35～40cmH$_2$O，以避免DPH的进一步加重和气压伤的发生。同时要配合一定的通气频率以保证基本的每分通气量，使PaCO$_2$值逐渐恢复到缓解期水平，以避免PaCO$_2$下降过快而导致碱中毒。

（2）通气频率：需与潮气量配合，以保证每分通气量，同时注意过高频率的换气可能会导致DPH加重，一般10～15次/min即可。

（3）吸气流速：通常选择较高的吸气流速（＞60L/min），

但也可选用更高的吸气流速（100L/min），以改善氧合，增加通气/灌注比。采取的吸呼比为1:2或1:3，以延长呼气时间，同时满足 AECOPD 患者较强的通气需求，并降低呼吸功耗，改善气体交换。临床上常用的吸气流速波形主要是递减波、方波和正弦波。对于 AECOPD 患者来说，递减波与其他两种波形相比，具有能降低气道压、减少无效腔残气量和降低 $PaCO_2$ 等优点。

（4）PEEPe：加用适当水平的 PEEPe，可以降低 AECOPD 患者的气道与肺泡之间的压差，从而减少患者的吸气负荷，降低呼吸功耗，改善人机协调性。控制通气时，PEEPe 一般不超过 PEEPi 的80%，否则会加重 DPH。如果无法测定 PEEPi，可设置 PEEPe 为4～6cmH$_2$O。

（5）吸氧浓度：通常，AECOPD 患者只需要低水平的氧浓度就可以维持基本的氧合。若需要更高水平的氧浓度来维持患者基本的氧合，则提示存在某些合并症和（或）并发症，如肺炎、肺不张、肺栓塞、气胸和心功能不全等。

实习护士小陈：

老师们，除了呼吸机辅助治疗外，AECOPD 的患者在用药上有什么特殊要求吗？

护师小祁：

我们看到这位患者使用了雾化吸入的治疗方法。AECOPD患者常用的雾化治疗药物包括以下几种：①吸入型短效β_2肾上腺素受体激动剂，是AECOPD最常用的支气管扩张剂，主要用于短期内控制症状，包括沙丁胺醇和特布他林。②M胆碱能受体阻滞剂，也是支气管扩张剂的一种，如异丙托溴铵。在超声雾化的基础上，AECOPD患者联合氧气驱动雾化的疗效显著，能够有效改善患者肺功能，减轻炎症，促进肺复张，预防肺部感染，有利于肺功能的康复。③氨茶碱，是治疗AECOPD患者的二线用药。若使用短效支气管扩张剂治疗无效，则可加用氨茶碱（口服或静脉使用）缓解气道痉挛。④糖皮质激素，已有大量研究证实，口服或静脉使用糖皮质激素可扩张支气管，减轻COPD急性期炎症反应，使AECOPD患者肺功能恢复，急性期症状缓解。常用的糖皮质激素有甲泼尼龙、地塞米松和氢化可的松等。

实习护士：

老师，如果患者病情缓解，可以转科了，那么我们是不是有完善的健康教育可以告知患者？

呼吸治疗师小叶:

是的。我们应该向患者及其家属解释本病的发生、发展过程和导致本病加重的因素。告知患者预防感冒是预防本病复发和加重的重要措施;嘱患者注意防寒、保暖,避免各种呼吸道感染;改善环境卫生,加强劳动保护,避免烟雾、粉尘和刺激性气体对呼吸道的影响;在呼吸道传染病流行期间,尽量少去公共场所;给予患者高热量、高蛋白质、高维生素饮食。若正餐进食量不足,应安排少量多餐,避免在餐前和进餐时过多饮水。餐后避免平卧,以利于消化。腹胀的患者应进软食,进餐时要细嚼慢咽。避免进食容易引发胀气的食物,如汽水、啤酒、豆类、马铃薯和胡萝卜等;避免易引起便秘的食物,如油腻食物、干果、坚果等。若患者心肺功能和体力状况欠佳,可以为患者制订康复锻炼计划,如慢跑、打太极拳等,以帮助患者提高机体抵抗力。患者应每天练习缩唇呼吸和腹式呼吸,以改善通气和增加有效呼吸。鼓励患者进行耐寒锻炼,如用冷水洗脸、洗鼻等。教会患者及其家属判断呼吸困难的程度,合理安排日常生活。

练习缩唇呼吸的方法为:用鼻吸气,用口呼气(呼气时缩唇呈吹口哨样),吸与呼时间之比为1:2或1:3。练习腹式呼吸的方法为:患者取立位(体弱者可取坐位或半卧位),将左、右手分别放在自己的腹部和胸部,吸气时用鼻吸入,尽量挺腹；呼气时用口呼出，同时收缩腹部。胸廓保持最小活动幅度，缓呼深吸。每日练习2次，每次10～20min。

护士长：

今天查房大家的表现都非常好，我们不仅把疾病的基本知识了解清楚了，还学习了呼吸机的相关知识。重症COPD患者的治疗与呼吸机的使用是分不开的，要在学习疾病知识的过程中掌握呼吸机的使用，这是我们ICU护士的必修课。感谢呼吸治疗师也参与了我们的查房，如果大家有更多关于呼吸机的问题，可以在课后继续与我们的呼吸治疗师一起探讨，谢谢。

（王　盼　陈培服　任皎皎）

参考文献

[1]慢性阻塞性肺疾病无创机械通气治疗研究协作组.早期应用无创正压通气治疗慢性阻塞性肺疾病急性加重期患者的多中心随机对照研究[J].中华结核和呼吸杂志，2005，28（10）：680-684.

[2]常春，姚婉贞，陈亚红，等.慢性阻塞性肺疾病患者急性加重期血清降钙素原水平的变化及临床意义[J].中华结

核和呼吸杂志,2006,29(7):444-447.

[3]李琦.慢性阻塞性肺疾病急性加重期重症患者的护理体会[J].世界最新医学信息文摘(电子版),2014,14(6):247,251.

[4]杨振英,王亚坤,周礼清,等.糖皮质激素类联合肾上腺素能β激动剂对慢性阻塞性肺疾病急性加重期患者的疗效分析[J].安徽医药,2018,22(1):151-155.

[5]慢性阻塞性肺疾病急性加重(AECOPD)诊治专家组.慢性阻塞性肺疾病急性加重(AECOPD)诊治中国专家共识(草案)[J].中华哮喘杂志(电子版),2013,7(1):1-13.

[6]张卫芳.超声雾化及联合氧气驱动雾化治疗慢性阻塞性肺疾病急性加重期患者的疗效观察[J].中国现代医药杂志,2017,19(9):53-55.

[7]时玲燕,刘雍.慢性阻塞性肺疾病急性加重期合并呼吸衰竭的临床治疗研究[J].中国继续医学教育,2017,9(13):111-112.

[8]尤黎明,吴瑛.内科护理学[M].北京:人民卫生出版社,2012.

[9]刘大伟,邱海波.ICU主治医生手册[M].南京:江苏科学技术出版社,2012.

[10]陈莉丹.AECOPD合并Ⅱ型呼吸衰竭患者使用无创呼吸机的护理[J].国际护理学杂志,2014,27(11):3037-3039.

案例二　急性呼吸窘迫综合征

【查房内容】急性呼吸窘迫综合征患者的护理评估和重点监
测内容
【查房形式】三级查房
【查房地点】ICU 病房

护士长：

急性呼吸窘迫综合征（ARDS）是由肺内原因和（或）肺外
原因引起的，以顽固性低氧血症为显著特征的临床综合征，
该病因病死率高而倍受关注。今天我们对一例 ARDS 患者进
行护理查房，希望通过这次查房，大家都能有新的收获。

护士长：

陈先生，您好。我们今天就您的病情进行护理查房，目
的是让大家学习关于您病情的相关知识，您也可以从中了解
有关自己疾病的一些注意事项。现在要打扰您一下，有可能
还需要您的配合，您看可以吗？

患者陈先生：

可以。需要怎么做，你们说就行，我会配合的。

护士长：

真是太感谢您了。那么首先请责任护士小丽来汇报一下患者的病史。

责任护士小丽：

患者陈先生，52岁，建筑工人。因"外伤1天后出现呼吸困难"入院。患者于1天前在工作中从10m高的脚手架上摔下来，出现呼吸困难并进行性加重。当时由120急救车送来医院。入院查体：神志清楚，面色苍白，痛苦面容，四肢凉，脉搏130次/min，血压60/30mmHg，腹部胀满，压痛阳性，腹部穿刺抽出血性液体。诊断为"腹部外伤，内脏破裂，失血性休克"。急诊行外科手术治疗，术中发现脾破裂，行脾切除术。手术顺利，术后次日清晨，患者出现呼吸困难，且进行性加重。查体：口唇、颜面发绀，呼吸45次/min，双肺可闻及广泛湿性啰音。予紧急气管插管后，转入监护室进一步治疗。

入ICU时，患者神志清，予呼吸机辅助呼吸。血气分析示：pH 7.35，PaO_2 55mmHg，$PaCO_2$ 30mmHg，HCO_3^- 28mmol/L。患者入ICU后，予以纤维支气管镜吸痰，俯卧位通气，改善肺部通气情况。入住ICU后第5天,患者成功脱机,予以经鼻高流量吸氧(氧浓度35%)。目前,患者神志清,SpO_2 95%以上。今晨血气分析示:pH 7.45,PaO_2 85mmHg,$PaCO_2$ 38mmHg,HCO_3^- 27mmol/L,中心静脉压(CVP)5~10mmHg。目前治疗措施有气道管理、抗感染、护肝、护胃、营养支持等。患者现存的护理问题主要有:①焦虑。②营养失调,摄入量低于机体需要量。③有潜在并发症(感染)的风险。④有皮肤完整性受损的风险。⑤活动无耐力。

患者陈先生:

原来我的病情这么复杂啊。

护士长:

是的,不过现在您的病情已经基本稳定了。小丽病史汇报得很详细。那么陈先生在发生外伤后,出现了什么并发症?

护师小林:

通过对陈先生的病史分析,我认为,在外伤和手术后,陈先生出现了ARDS。

护士长:

那你是如何分析的?

护师小林：

诊断ARDS应符合以下情况：①有引起ARDS的原发病和危险因素。②患者急性起病，呼吸频率增快，存在呼吸窘迫。③X线胸片检查发现斑片状或大片状浸润阴影，毛玻璃样改变。④血气分析示$PaO_2 < 60mmHg$，$PaO_2/FiO_2 < 200$。⑤肺动脉楔压≤18mmHg或临床上无充血性心力衰竭的证据。由此，我判断陈先生发生了ARDS。

护士长：

说得很好，那么ARDS的发病机制是什么？

主管护师小邓：

ARDS的发病机制包括以下两个方面。

（1）肺泡毛细血管的直接损伤，主要见于以下情况：①由误吸、反流及吸入刺激性气体、烟雾等引起的吸入性损伤。②由长期吸入高浓度氧诱发的氧中毒。③由支原体及病毒感染导致的急性间质性肺炎。④由机械通气所造成的机械力损伤。

（2）肺毛细血管的间接损伤，主要见于以下情况：①参与反应的细胞异常。②参与反应的炎症介质和细胞因子释放。③肺表面活性物质缺乏或功能异常。④神经因素。

上述这些因素相互影响,相互促进,共同导致了ARDS的进一步发展。

护士小赵:

老师,什么叫"肺表面活性物质"? 它有什么作用?

主管护师小邓:

肺表面活性物质是由肺泡Ⅱ型上皮细胞合成的,是脂质和蛋白质复合物,其主要作用是降低肺泡气液界面的表面张力,以防止肺泡萎陷,保持肺的顺应性,防止肺微血管内液体渗入间质和肺泡。肺表面活性物质的缺乏和功能异常可导致大量肺泡萎陷;加快血浆渗入肺间质的速度,并使血浆继续进入肺泡,导致肺泡水肿和透明膜形成。肺表面活性物质异常是ARDS加重的主要因素。

护士小赵:

老师,我明白了,原来肺表面活性物质这么重要啊。

护士长:

小邓说得很详细,那我们临床上是如何来治疗ARDS的呢?

护师小姚：

ARDS的治疗主要包括以下六个方面。

（1）原发病的治疗：应重视相关的原发疾病的控制和治疗，以预防ARDS的发生与发展，尤其是控制全身感染和纠正低血容量导致的组织灌注不足，这对于预防和治疗ARDS是十分重要的。全身性感染可引起全身性炎症反应综合征，而全身性炎症反应综合征是导致ARDS的主要原因之一。因此，必须积极有效地控制感染、清除坏死病灶及合理使用抗菌药物。组织灌注不足可引起全身性组织缺血、缺氧，是引起肺泡-毛细血管膜通透性增加的原因。

（2）循环支持治疗：目的是恢复和提高组织、器官的氧供和氧耗（即血液氧合充分），使动脉血氧饱和度（SaO_2）>90%，增加并心排血量（CO）。为达到此目的，应通过液体治疗提高有效循环血容量；应用正性肌力药物来增加CO和提高心脏指数（CI）；为维持组织灌注所需要的灌注压，应适当使用血管活性药物以维持收缩压>100mmHg；加强呼吸治疗，改善肺的通气和氧合功能。因此，在早期主张积极补充血容量，保证组织的灌注和氧供，促进受损组织恢复。但在晚期应限制入水量，并适当用利尿剂，以降低肺毛细血管内静水压，减少血管外肺水，减轻肺间质水肿。应加强对循环功能的监测，最好放置Swan-Ganz漂浮导管，监测全部血流动力学参数以指导治疗。

（3）呼吸支持治疗：主要方法是利用呼吸机和氧气，通过施行定容、定压的人工呼吸，纠正低氧血症和改善肺泡换气功能。机械通气是治疗通气功能障碍和呼吸衰竭患者的有效方法，也是ARDS患者重要的支持治疗措施。通过改善气体交换和纠正低氧血症，为原发病的治疗赢得时间。机械通气的目的是维持良好的气体交换和充分的组织氧合，但机械通气的同时还应避免或减轻因机械通气而引起的心排血量减少、肺损伤和氧中毒等并发症。

（4）肺血管舒张剂的应用：严重的ARDS常伴有肺动脉高压，低氧血症也主要是由静脉掺杂和分流增加所致。如能应用血管舒张药降低肺动脉压，减少静脉掺杂，可利于改善低氧血症，对ARDS的治疗有一定作用。

（5）体位治疗：患者由仰卧位变为俯卧位，可使75%的ARDS患者的氧合改善。这可能与血流重新分布，部分萎陷肺泡再膨胀达到肺开放的效果有关，这样可改善通气/灌注比，减少肺内分流。

（6）营养支持：大多数ARDS患者都处于高代谢状态，营养支持应尽早开始，最好用肠内营养。摄入的食物既应满足患者的代谢需要，又应避免摄取过多碳水化合物。蛋白质摄取量一般为每天1.2～1.5g/kg。

护士小杨：

老师,什么是"肺开放"?

主管护师小陈：

肺开放是指吸气时,通过采用足够的压力,使萎陷的肺泡复张;呼气时,通过维持合理的呼气末正压(PEEP),使肺泡继续保持开放状态,避免其再次萎陷。因此,高PEEP能有效纠正肺泡萎陷,增加气体交换,因此肺开放通气是保护肺的重要方法。肺开放通气的好处有:①减少分流,改善血氧饱和度,有效降低吸入氧浓度(FiO_2)。②避免肺泡反复萎陷和复张而引起高剪切力,维持肺泡表面活性物质的浓度。③减少肺间质中的液体向肺泡内渗透,避免或减轻肺水肿。

在机械通气早期,复张和稳定肺泡能够影响ARDS病理生理的改变。尽早使用PEEP通气,能纠正缺氧,改善组织供氧。一定水平的PEEP可使肺泡复张,防止肺泡反复萎陷,从而促进肺泡氧合;PEEP亦可增加功能残气量,使肺的顺应性得以恢复,肺间质水肿减轻,肺表面活性物质得以保存,同时可以抑制炎症因子的产生和释放,有利于氧合。但PEEP水平与疗效直接相关,若应用不当,不但会降低疗效,还可能导致继发性损伤。过高水平的PEEP会引起气道平台压力增高、发生气压伤的概率增加、血液回流减少、心脏负荷增加及其他脏器缺血等。在肺开放策略中,促使塌陷的肺泡复张的主要是吸气峰压的作用,而维持肺泡开放则是PEEP的作用。如应用吸气峰压50cmH$_2$O,PEEP 18～32cmH$_2$O,持续2min,可对平均动脉压和心排血量无显著影响,并且无持久的血流动力学不稳定,也无气压伤和显著的肺组织损伤。目前,肺开放策略大多采取压力控制通气,其优点是人-机同步,其提供的减速流量波形有利于气体交换和增加氧合,而且可维持气道压不超过预定吸气压。

护士长:

那机械通气治疗会有哪些并发症?

护师小龚:

机械通气治疗主要的并发症有气压伤、低血压、心排血量下降、呼吸机相关性肺炎、氧中毒、应激性溃疡、心律失常等。

护士小林:

老师,什么是"呼吸机相关性肺炎"? 对于这种疾病,我们要如何护理?

护师小龚：

　　呼吸机相关性肺炎是指原本无肺部感染的患者在使用呼吸机治疗48h后出现的肺炎。呼吸机相关性肺炎会导致患者住院时间延长，如果病情严重，还会威胁患者的生命。因此，需要对呼吸机相关性肺炎的危险因素进行干预，从而保障患者的生命安全。

　　呼吸机相关性肺炎的危险因素主要包括患者自身因素、环境因素和气管插管因素。其中，患者自身因素，主要包括患者自身机体情况，如患者存在基础疾病，在进行呼吸机治疗时，由于自身机体免疫力较弱，或本身就存在营养不良等情况，就会出现呼吸机相关性肺炎。环境因素，主要是指在上一名患者进行机械通气治疗之后，机械器材没有得到有效消毒，而继续给下一名患者进行治疗，这样就很有可能将细菌传染给下一位患者。另外，护理人员在给患者治疗后若没有对存放呼吸机的治疗室进行严密的消毒灭菌，也可能造成下一位患者感染。气管插管因素，主要是指侵入性操作所引起的感染，即在对患者进行治疗的时候采用气管插管方式，而这种操作是侵入性的，在治疗的过程中很可能造成患者呼吸道受损，细菌借此进入患者的呼吸道。随着机械通气时间的延长，患者感染的程度也会越来越重。

　　为预防呼吸机相关性肺炎的发生，我们需要进行一定的

护理干预,具体干预措施如下:①氯已定口腔护理,每4～6h
一次。②如无禁忌证,应将床头抬高30°～45°。③严格掌握
气管插管或气管切开的适应证。使用呼吸机辅助呼吸的患
者应优先考虑无创通气。④如需要插管,尽量使用经口的气
管插管。⑤气管插管气囊压力保持在25～30cmH$_2$O。⑥吸痰
时应严格遵循无菌操作原则,在吸痰前后医务人员均应注意
手卫生。⑦当呼吸机螺纹管和湿化器有明显分泌物污染时,
应及时更换;螺纹管冷凝水应及时倾倒,不可使冷凝水流向
患者气道;湿化器所添加的水应选择无菌用水,并且每天更
换。⑧停用镇静剂,评估是否可以撤机和拔管,减少插管天数。
⑨定期对医护人员(包括护工)进行有关预防措施的培训。

护士长:

说得很好,很详细,大家还有什么问题吗?

护士小杨:

老师,什么叫"氧中毒"?

主管护师小邓:

氧中毒是指机体在吸入较高浓度和压力的氧气一定时
间后,机体某些器官的功能与结构发生病理变化而表现出来
的病症。由于ARDS患者呼吸膜增厚,通气/灌注比失调等,

患者虽然吸入高浓度氧,但是PaO_2仍很低,因而组织内氧含量并不高。因此,ARDS患者发生氧中毒可能主要是高浓度氧直接损伤肺泡上皮的结构造成的。由于ARDS患者的肺泡上皮、血管内皮等呼吸膜结构已发生损伤,因此患者对高浓度氧的耐受力更差,氧中毒的影响也就更大。所以应根据病情适当降低吸入氧的浓度和吸氧的时间。

氧中毒的临床表现主要分为三个类型:肺型氧中毒、脑型氧中毒和眼型氧中毒。①肺型氧中毒是临床最为常见的类型,其主要表现为鼻黏膜充血发痒、口干、咽痛、咳嗽、胸骨后疼痛。X线检查可见肺纹理明显增加,进而可见片状阴影。肺活量和肺顺应性下降。②脑型氧中毒又称惊厥型氧中毒,当脑组织内氧张力达到一定程度时,会引起此类氧中毒,初期可有恶心、呕吐、眩晕、出汗、流涎、幻听、幻视等症状,其中最突出的临床表现是惊厥发作。③眼型氧中毒主要表现为广泛的视网膜血管阻塞、成纤维组织浸润、晶体后纤维增生,导致视网膜缺血、剥离和萎缩,视觉细胞破坏,甚至可引起失明。

目前尚无治疗氧中毒的有效方法,因此要以预防为主。氧中毒的程度主要取决于吸入氧浓度的高低和吸氧时间的长短。因此,若患者病情严重,必须吸入高浓度氧,吸入氧浓度>50%时,吸氧时间不宜超过48h;吸入氧浓度为60%~80%时,吸氧时间不宜超过24h;吸纯氧时间不宜超过4~

6h。应严密观察氧分压,只要患者的氧分压能维持在60mmHg以上,那么氧浓度越低越安全。间断吸入高浓度氧也可预防氧中毒的发生。在病情允许时,每吸入高浓度氧数小时后,应尽快降低吸氧浓度。但应注意严重缺氧同样会对机体造成不可逆损伤,因此吸氧浓度需根据患者的病情来权衡。一些药物能减轻氧中毒,如镇静剂、麻醉药、维生素E、还原性谷胱甘肽,而使用肾上腺皮质激素、体温升高、缺乏维生素E等,则会加速氧中毒的发生。

护士小明:

老师,什么叫作"气压伤"?

护师小龚:

气压伤和容积伤的细胞学效应是肺泡上皮和血管内皮发生变形相关的细胞应变,当损伤超过细胞所能承受的极限,会导致细胞从基底膜脱落,上皮细胞与内皮细胞之间的细胞连接被破坏,肺泡和肺间质水肿,而这些均是与临床上的肺损伤相关的显微结构改变。当出现气道高压时,肺泡过度扩张使肺泡和周围血管组织之间的压力梯度增大,血管周围肺泡基底部断裂,气体溢出肺泡外,就形成了所谓的"气压伤"。真正使肺扩张的压力不是气道压,而是跨肺压,故高气道压本身不会导致呼吸机相关性肺损伤。有学者认为,气压伤实质上是容积伤,或统称为气压-容积伤。气压伤具有多种表现,如间质气肿、纵隔气肿、气胸、皮下气肿、气腹、疝气及支气管胸膜瘘等,病情轻重程度也不一样。这些并发症应着眼于预防,预防的主要方法是应用小潮气量和低峰压的通气方法。气压伤一旦出现,如处理不及时,会造成患者死亡。因此,临床应给予密切观察,及时采取相应措施。出现气压伤时,无论采取何种措施,最终目的都是要减少漏气。这些措施包括胸腔闭式引流、高频喷射通气、单侧肺通气及应用纤维支气管镜术等。

护士长:

嗯,说得很详细。我们监护的目的就是及时发现病情改变,积极处理,使患者得以救治。

患者陈先生:

谢谢你们了。

护士长:

不用谢,陈先生,您的康复是我们最大的心愿。

下面我来总结一下今天的查房。本次查房我们主要学习了急性呼吸窘迫综合征(ARDS)的相关内容,并且对 ARDS 患者肺复张、氧中毒、气压伤以及呼吸机相关性肺炎进行了重点学习。希望通过今天的查房,大家能巩固急性呼吸窘迫综合征的理论知识和护理知识。

责任护士小丽:

陈先生,今天打扰您这么久,非常感谢您的配合,希望我们这次查房对您也有所帮助。您好好休息,我等会儿再来看您。

(叶科军　刘　鹏　金艳艳)

参考文献

[1]何时军.急性呼吸窘迫综合征的肺开放策略[J].国外医学儿科学分册,2005,9(5):290-292.

[2]旦增玉珍.重症监护室患者呼吸机相关性肺炎的危险因素分析与护理对策[J].中国保健营养,2016,26(9):200.

[3]杨宁.急诊插管后呼吸机相关性肺炎的危险因素及对策[J].中外医疗,2013,32(6):8-10.

[4]吴惠兰,汪建伟.新生儿呼吸机相关性肺炎危险因素及预防对策[J].中华医院感染学杂志,2013,23(23):5754-5756.

[5]陈文华.呼吸机相关性肺炎(VAP)发生危险因素的分析与护理对策[J].中国保健营养(下旬刊),2012,22(4):

566-567.

[6]王娟,李德宪,俞朝贤,等.结核重症监护室呼吸机相关性肺炎感染的危险因素分析[J].南方医科大学学报,2016,36(5):719-723.

[7]宋丽华,付翠艳,刘亚爽,等.ICU呼吸机相关性肺炎危险因素分析及预防措施探讨[J].实用临床医药杂志,2016,20(9):50-53.

[8]胡亚楠,梅花.新生儿呼吸机相关性肺炎危险因素研究进展[J].中国新生儿科杂志,2015,30(1):69-71.

[9]徐南.新生儿呼吸机相关性肺炎的高危因素Logistic回归分析[J].实用临床医药杂志,2016,20(11):87-90.

[10]黄絮,詹庆元.呼吸机相关肺损伤的发生机制和处理对策[J].中华结核和呼吸杂志,2014,37(6):471-473.

[11]关里,陈明,丁丽华,等.氧疗过度给氧的危害[J].中国工业医学杂志,2011,24(1):34-36.

[12]田婧.ARDS有创机械通气治疗的护理体会[J].内蒙古医科大学学报,2013,35(s2):650-651.

[13]关里,赵金垣.氧疗的合理应用及其研究进展[J].中国工业医学杂志,2014,27(6):422-424.

案例三　气　胸

【查房内容】气胸患者的治疗与护理

【查房形式】三级查房

【查房地点】ICU 病房、示教室

护士长：

胸膜腔内积气称为气胸。气胸的形成多因肺组织、气管、支气管、食管破裂,空气逸入胸膜腔,或因胸壁伤口穿破胸膜,外界空气进入胸膜腔所致。今天我们针对气胸进行教学查房,一起来学习关于气胸的知识。

施先生,您好,今天我们就您的病情进行护理查房,目的是让大家学习关于您病情的相关知识,从中您也可以了解一些有关自己疾病的注意事项。现在要打扰您一下,有可能还需要您的配合,您看可以吗?

患者施先生：

可以的。

护士长：

真是太感谢您了。那么首先由责任护士小李来汇报一下患者的病史。

责任护士小李：

施先生，68 岁。因"发热、气急 1 月余，肝功能异常 1 月余"于 2017 年 10 月 14 日入院。入院查体：脉搏 92 次/min，呼吸 19 次/min，血压 134/87mmHg，体温 36.9℃，神志清，精神可，皮肤、巩膜无黄染，口唇无发绀，颈静脉无怒张，颈部及锁骨上未及淋巴结肿大，气管居中，胸廓对称无畸形，呼吸音低，双肺可闻及散在湿啰音及哮鸣音。入院诊断：①肺部感染；②胸膜炎；③右侧气胸；④肝功能异常；⑤陈旧性肺结核。诊疗经过：患者入住我院呼吸内科后，告知家属患者病情严重，予以吸氧、抗感染、平喘、护肝及雾化等对症支持治疗。患者于 2017 年 10 月 30 日出现双眼睑、头、面、颈、胸和双上肢的皮下气肿，伴胸闷、气促，大汗淋漓，立即予胸腔闭式引流术。引流出约 90mL 黄色胸水和大量气体后，患者病情好转。随后，查胸部计算机断层扫描（CT）示皮下及软组织间隙广泛积气。2017 年 11 月 7 日在全身麻醉（以下简称全麻）下行胸腔镜下右肺大疱切除肺减容术。术中患者气道压力高，为 35～40cmH$_2$O，单肺通气时氧饱和度为 86%～91%，术后转入我科继续治疗。在之后的治疗过程中,患者皮下气肿明显加重,立即予以扩大原胸壁气肿切排处切口,手法挤压排气,之后患者的皮下气肿较前改善。继续使用胸腔引流管,保持引流管通畅,并加强监测。目前诊断:①肺部感染;②呼吸衰竭;③胸膜炎;④右侧气胸;⑤肝功能异常;⑥陈旧性肺结核;⑦粒细胞减少;⑧重度贫血。2017年11月8日晨血气分析示:pH 7.42,$PaCO_2$ 44mmHg,PaO_2 132mmHg,SpO_2 99%,血钠135mmol/L,血钾4.1mmol/L,血糖7.3mmol/L,血红蛋白72g/L,乳酸2.9mmol/L。血常规示:白细胞计数$4.7×10^9$/L,红细胞计数$2.63×10^{12}$/L,血红蛋白89g/L,血小板计数$112×10^9$/L。目前患者的护理诊断如下:①气体交换受阻;②低效性呼吸形态;③躯体移动障碍;④皮肤完整性受损;⑤活动无耐力。

护士长:

从小李的汇报中可知,患者支气管病变(局部支气管扩张),伴两肺感染,右下肺少许间质性肺炎,两肺气肿,两肺多发纤维增殖钙化灶,并且长期存在气胸,为求进一步诊治入院。我想问大家,根据胸膜腔压力的情况,气胸可分为哪几类?气胸的病理生理是怎样的?

护师小潘:

根据胸膜腔压力的情况,气胸可分为开放性气胸、闭合性气胸和张力性气胸。

（1）闭合性气胸：多并发于肋骨骨折，由于肋骨断端刺破肺，空气进入胸膜腔。

（2）开放性气胸：多并发于刀刃等锐器或弹片等火器所导致的胸部穿透伤。

（3）张力性气胸：多由较大的肺泡破裂、较深较大的肺裂伤或支气管破裂所致。

护士小陈：

不同类型的气胸，其病理生理机制也有所不同。

（1）闭合性气胸：空气通过胸壁或肺的伤道进入胸膜腔后，伤道立即闭合，这样气体就不再进入胸膜腔，使得胸膜腔内负压被抵消，但胸膜腔内压仍低于大气压。闭合性气胸会造成患侧肺部分萎陷、有效气体交换面积减少，从而影响肺的通气和换气功能。

（2）开放性气胸：胸膜腔通过胸壁伤口或软组织缺损处与外界大气相通，外界空气可随呼吸自由进出胸膜腔。空气的进出量与胸壁伤口大小密切相关，当胸壁缺损直径＞3cm时，胸膜腔内压几乎等于大气压，患侧肺将完全萎陷，从而导致呼吸功能障碍；若双侧胸膜腔内压力不平衡，患侧胸膜腔内压显著高于健侧时，可致纵隔向健侧移位，且会进一步使健侧肺扩张受限，表现为吸气时纵隔向健侧移位，呼气时又移回患侧,从而使纵隔的位置随呼吸而左右摆动,这就称为纵隔扑动。纵隔扑动会影响静脉回心血流,引起循环功能障碍。同时,患者在吸气时,健侧肺扩张,这样就不仅会吸入从气管进入的空气,还会吸入由患侧肺排出的含氧量低的气体;而呼气时,健侧肺内的气体不仅会随着呼吸排出体外,还会排至患侧支气管和肺内,这就使低氧气体在双侧肺内重复交换,从而导致患者严重缺氧。

（3）张力性气胸:气管、支气管或肺的损伤裂口与胸膜腔相通,且形成活瓣。在每次吸气时,气体从裂口进入胸膜腔,而呼气时,裂口活瓣关闭,气体不能排出,使胸膜腔内气体不断增多,压力逐步升高,导致胸膜腔压力高于大气压,因此又称其为高压性气胸。胸膜腔压力升高会造成患侧肺严重萎缩,纵隔明显向健侧偏移,健侧肺组织受压,腔静脉回流受阻,从而导致呼吸、循环功能严重障碍。由于胸膜腔内压高于大气压,气体经支气管、气管周围疏松结缔组织或壁层胸膜裂口处进入纵隔或颈、面、胸部等处,形成皮下气肿。

护士长:

说得非常具体,那么各类气胸的临床表现有哪些不同呢?

护士小何:

（1）闭合性气胸。①症状:轻者胸闷、胸痛,重者出现呼吸困难,主要与胸膜腔积气量和肺萎陷程度有关。肺萎陷在30%以下为小量气胸,患者无明显呼吸和循环功能紊乱的症状;肺萎陷在30%～50%为中量气胸;肺萎陷在50%以上为大量气胸。在后两者情况下,患者均可出现明显的低氧血症的症状。②体征:患侧胸部饱满,肺部叩诊呈鼓音。呼吸活动度降低,气管向健侧移位,听诊呼吸音减弱甚至消失。

（2）开放性气胸。①症状:明显呼吸困难、鼻翼扇动、口唇发绀,重者可伴有休克症状。②体征:患侧胸壁可见伤道,颈静脉怒张,呼吸时可闻及气体进出胸腔伤口所发出吸吮样声音,故称为胸部吸吮伤口;颈部和胸部皮下可触及捻发音;心脏、气管向健侧移位;患侧胸部叩诊呈鼓音,听诊呼吸音减弱或消失。

（3）张力性气胸。①症状:严重或极度呼吸困难、烦躁、意识障碍、发绀、大汗淋漓、昏迷、休克,甚至窒息。②体征:患侧胸部饱满,叩诊呈鼓音;呼吸幅度减低,听诊呼吸音消失;气管明显移向健侧,颈静脉怒张,多伴有皮下气肿。

护士长:

了解了气胸的病理生理和临床表现,那么我们可以通过哪些检查来确诊气胸呢?

护师小罗：

气胸的诊断主要依靠影像学检查、超声检查和诊断性胸腔穿刺。

一、影像学检查

1. X线检查

（1）闭合性气胸：X线片示不同程度的肺萎陷和胸膜腔积气，有时可伴少量胸腔积液，但X线片所示的胸腔积气征象，往往比实际气胸程度轻。

（2）开放性气胸：X线片示患侧胸腔大量积气、肺萎陷，气管和心脏等纵隔内器官向健侧移位。

（3）张力性气胸：X线片示胸腔严重积气、肺完全萎陷，气管和心脏等纵隔内器官向健侧移位。

2. CT检查

X线片可给肺部疾病提供可靠的临床依据，但对肺大疱所致的气胸大多仅能提示气胸存在，而很难确定肺大疱的有无。CT检查却有其独到之处，不但能显示气胸，而且可清晰显示肺大疱的位置、大小和形态。肺大疱的CT形态表现为单个、多个或葡萄状大疱影。参照临床，肺大疱影像可分为Ⅰ型狭颈肺大疱，多局限于肺尖；Ⅱ型宽基底表浅肺大疱，可见于肺的任何部位；Ⅲ型宽基底深位肺大疱，该型肺大疱可伸展到肺门。CT检查可以明确诊断肺大疱所致的气胸，并且对指导本病的治疗有非常重要的意义。

二、超声检查

超声检查可以更加方便、快捷、可靠地确诊气胸。长久以来，X线片是临床最常用的诊断手段，但很多研究认为其敏感性和准确度不高。曾有报道称，54.8％的胸部外伤患者不能通过胸部X线片来诊断气胸。虽然CT检查是气胸诊断的金标准，但其也存在一定的缺陷，如有放射性、需要搬运危重患者以及费用相对较高等。

三、诊断性胸腔穿刺

诊断性胸腔穿刺既能明确有无气胸的存在，又能抽出胸膜腔内气体，从而降低胸腔内压，缓解症状。张力性气胸者胸腔穿刺时，会有高压气体向外冲出，并向外推针筒芯。

护士长：

前面讲了气胸的分类、病理生理和临床表现等，那么施先生的气胸属于哪一类？

护师小张：

患者长期存在右肺大疱，入院时，患者胸部饱满，叩诊呈鼓音；呼吸幅度减低，全身多处存在皮下气肿；无外伤史。根据这些信息我们可以排除闭合性气胸和开放性气胸的可能，因此患者施先生属于张力性气胸。

护士长：

回答得非常准确。那么对于各类气胸，我们护理人员需要掌握哪些紧急处理措施？遵循哪些处理原则呢？

主管护师小虞：

一切以抢救生命为首要原则。处理包括封闭胸壁开放性伤口，通过胸腔穿刺抽吸或胸腔闭式引流排出胸腔内的积气、积液，并且防治感染。

1. 闭合性气胸

（1）小量气胸者，一般积气可在1周内自行吸收，无需特殊处理，但应注意观察其发展变化。

（2）中量或大量气胸者，应行胸膜腔穿刺，抽尽积气以减轻肺萎陷。必要时行胸腔闭式引流术，以排出积气，促使肺尽早膨胀；同时，可应用抗菌药物防治感染。

2. 开放性气胸

（1）紧急封闭伤口：立即将开放性气胸转为闭合性气胸，从而为患者赢得抢救生命的时间。使用无菌敷料如纱布、棉垫，或因地制宜地利用身边清洁材料（如衣物、塑料袋等），在患者深呼气末，封盖吸吮伤口，加压包扎固定，并迅速转运至医院。

（2）安全转运：在运送医院途中，如患者出现呼吸困难加重或有张力性气胸表现时,应在患者呼气时暂时开放密闭敷料,在排除胸腔内高压气体后,再封闭伤口。

（3）住院处理:及时清创、缝合胸壁伤口,并行胸腔穿刺抽气减压,以暂时性解除呼吸困难。必要时可行胸腔闭式引流。

（4）预防和处理并发症:吸氧,以缓解患者缺氧的状况;补充血容量,纠正休克;应用抗菌药物预防感染。

（5）手术治疗:对疑有胸腔内器官损伤或进行性出血者,应行开胸探查术,止血修复损伤或清除异物。

3. 张力性气胸

张力性气胸可迅速危及患者生命,需紧急抢救,并应用抗菌药物以预防感染。

（1）迅速排气减压:入院前或在院内时,需迅速用粗针头在患者患侧锁骨中线与第2肋间连线处穿刺胸膜腔,以排气减压,并外接单向活瓣装置。若在紧急状态下,可在针柄部外接柔软小口塑料袋、气球等,使胸腔内气体易于排出而外界气体不能进入胸腔。

（2）安置胸腔闭式引流:采用闭式引流装置,并在排气孔外接可调节恒定负压的吸引,以加快气体排出,促使肺复张。待停止漏气24h后,经辅助检查证实肺已复张,方可拔除胸腔引流管。

（3）开胸探查:若胸腔引流管内持续不断溢出大量气

体,呼吸困难仍未改善,肺膨胀困难,则提示可能有肺和支气管的严重损伤,应考虑开胸或胸腔镜手术探查。

护士长:

掌握了紧急情况的处理方法之后,我们日常的护理要点又有哪些呢?

护师小张:

对气胸患者的日常护理要点有以下几个方面。

1. 预防感染

对开放性损伤者,应遵医嘱注射破伤风抗毒素,并合理使用抗菌药物。

2. 加强对生命体征的监护

每天定时测量患者的体温、脉搏、血压等,了解其病情的变化,若经急救处理后患者的临床症状仍未出现好转,应及时告知医生进行处理。对于排尿异常的患者,应常规留置导尿管。观察尿液的颜色和尿量,若尿量≤25mL,表明患者的休克症状仍未得到有效缓解,应立即建立双静脉通道输入晶体或胶体液。在无血源的情况下,可采用血浆代用品,以维持有效循环血量,维持正常血压。同时,应特别注意合理调节输液速度,防止因大量快速输液而导致急性肺水肿。

帮助患者取合适体位及翻身,以缓解其不适感。留置胸腔引流管的患者翻身时动作应轻柔,避免引流管脱落。同时,根据患者的恢复情况,鼓励其尽早下床活动,提高机体免疫力。患者在活动期间应把握活动的强度和时间,若出现呼吸急促等症状,应及时停止。在患者病情允许且能耐受的限度内,每日做数次手臂和肩部的全范围关节活动,以防止肩关节粘连。

3. 呼吸道护理及功能锻炼

保持呼吸道通畅,及时清除呼吸道分泌物。保持患者口腔清洁,认真做好口腔护理。根据氧饱和度来调节氧气流量,一般为 $4\sim6L/min$。嘱患者取半坐位,护理人员可通过拍背来协助患者咳痰。手术放置的胸腔闭式引流管使痰液黏稠而不易咳出,因此应保持室内温度和湿度适宜,以促进患者肺内痰液和胸部积气排出,防止肺部感染。鼓励恢复期患者进行深呼吸、吹气球等改善肺功能的运动。对出院的患者,应做好卫生宣教,嘱其戒烟,按医嘱服药,定期来院复查,并加强锻炼,增强体质。对呼吸功能的监测是特别重要的,如出现呼吸困难及血氧饱和度、血压迅速下降等情况,需考虑引流不畅、胸部手术操作损伤严重或发生大量液气胸等情况,应及时报告医生,并调整胸部引流管,或行开胸手术探查等。

4. 心理护理

气胸病情变化迅速且严重,若患者同时存在严重呼吸困难,则容易产生恐惧、焦虑等负面情绪。在治疗过程中,若病情出现反复,患者更会疑心重重,出现紧张、烦躁等情绪。在这种情况下,护士在进行急救的同时,还应做好患者的心理护理工作。可以采用暗示或诱导的方法,通过列举治疗成功案例,使患者放下思想负担。我们在与患者交流时,应注意语言亲切、态度和蔼,使患者身心放松,从而更好地接受治疗。另外,护士应经常巡视病房,认真观察患者的病情,了解患者的主观感受,处理疼痛或不适感等。

5. 加强疼痛护理

在治疗期间,患者往往会出现疼痛,护理人员应学会正确评估。对于伴随剧烈疼痛的患者,应及时予以镇痛药物,以缓解其疼痛。对于疼痛症状较轻的患者,可采用聊天的方式转移其注意力。教患者掌握正确咳嗽的方法,即咳嗽时双手对胸部施加适当压力,以减少对受伤部位的牵扯。

6. 对并发症的观察和护理

(1) 切口感染:保持切口敷料完整、清洁、干燥,并及时更换,同时观察切口有无红、肿、热、痛等炎症表现,如有异常,应及时报告医生。

(2) 肺部感染和胸腔内感染:监测体温。因开放性损伤易导致胸腔或肺部感染,故应密切观察患者体温变化及痰液性状。如患者出现畏寒、高热或咳脓痰等感染征象,应及时通知医生。

(3) 皮下气肿的护理:皮下气肿是气胸较为常见的并发

症,使用胸腔闭式引流的患者尤其易发生。皮下气肿范围小者大多可以自行吸收,无需特殊处理;对范围大者,要严密观察气肿的发展情况,尤其是颈部皮下气肿,要防止气肿严重而压迫气管,进而造成呼吸困难加重或窒息。皮下气肿较多时,可用数根12号针头,在气肿部位(消毒皮肤后)斜行插入皮下,并用手掌从气肿周围向针头处挤压,使气体从针头排出。对于机械通气的患者,应合理选择呼吸机模式及参数,参数PEEP设置应为0。

护士长:

上面我们学习了气胸的知识,现在我们着重来讲下胸腔闭式引流术及其护理。

护师小赵:

胸腔闭式引流术的目的是引流胸膜腔内积气、血液和渗液;重建胸膜腔负压,保持纵隔的正常位置;促进肺复张。

胸腔闭式引流的适应证有:①中、大量气胸,开放性气胸,张力性气胸;②胸腔穿刺术治疗下肺无法复张者;③剖胸手术后引流。

置管通常在手术室完成,紧急情况下可在急诊室或患者床旁进行。根据临床诊断和辅助检查结果决定置管位置。由于积气多向上聚集,因此气胸引流一般在前胸壁锁骨中线第2肋间隙。胸腔积液则在腋中线与腋后线间第6或第7肋间隙插管引流。脓胸通常选择在脓液积聚的最低位置进行置管。

用于排气时，引流管宜选择质地较软的管径为1cm的塑胶管，这样既能引流，又可减少局部刺激和疼痛；用于排液时引流管宜选择质地较硬，不易打折、堵塞，利于通畅引流，管径为1.5～2.0cm的橡皮管。

传统的闭式胸腔引流装置有单瓶、双瓶和三瓶3种。目前临床广泛应用的是各种一次性使用的胸膜腔引流装置。①单瓶水封闭式引流：集液瓶的橡胶塞上有两个孔，分别插入长、短玻璃管。瓶中盛约500mL无菌生理盐水，短玻璃管下口远离液面，使瓶内空气与外界空气相通，而长玻璃管的下口插至液面下3～4cm。使用时，将长玻璃管上的橡皮管与患者的胸膜腔引流管相连接，接通后，长管内水柱即可升高至液平面以上8～10cm，并随着患者的呼吸上下波动。若无波动，则提示引流管不通畅。②双瓶水封闭式引流：包括与上述相同的集液瓶和1个水封瓶（即吸引瓶）。在引流液体时，水封下的密闭系统不会受到引流量的影响。③三瓶水封闭式引流：在双瓶式基础上增加了一个施加抽吸力的控制瓶。通常，抽吸力的大小取决于通气管没入液面的深度。若通气管没入液面的深度为15～20cm，则对该患者所施加负压抽吸力即为 − 20～ − 15cmH$_2$O。若抽吸力超过没入液面的通气管的高度所产生的压力时,就会将外界空气吸入此引流系统中。因此,压力控制瓶中必须始终有水泡产生,这样才能说明装置可以正常使用。

主管护师小陈:

胸腔闭式引流的护理包括以下四个方面的内容。

(1)保持管道密闭性:①引流管周围应用油纱布严密包盖;随时检查引流装置是否密闭及引流管有无脱落;若引流管从胸腔滑脱,应立即用手捏闭伤口处皮肤,经消毒处理后,用凡士林纱布封闭伤口,并协助医生进行进一步处理;若引流瓶损坏或引流管连接处脱落,立即用双钳夹闭胸壁引流导管,并更换引流装置。②水封瓶长玻璃管没入水中3～4cm,并始终保持直立状态。③更换引流瓶或搬动患者时,应先用止血钳双向夹闭引流管,防止空气进入;放松止血钳时,应先将引流瓶安置低于胸壁引流口平面的位置。

(2)严格无菌操作,防止逆行感染:①保持引流装置无菌,定时更换引流装置,并严格遵守无菌操作原则。需注意胸壁引流口处敷料保持清洁、干燥,一旦有渗湿,应及时更换。②引流瓶低于胸壁引流口平面60～100cm,依靠重力引流,以防瓶内液体逆流入胸膜腔。

(3)观察引流情况,保持引流通畅:①观察并准确记录引流液的量、颜色和性状,定时挤压引流管,防止引流管受压、扭曲和阻塞。②密切注意水封瓶长玻璃管中水柱波动的情况,以判断引流管是否通畅。水柱波动的幅度能够反映无效腔的大小及胸膜腔内负压的情况,一般水柱上下波动的范围为4～6cm。若水柱波动幅度过大,提示可能存在肺不张;若水柱无波动,则提示引流管不通畅或肺已经完全扩张;若患者出现气促、胸闷、气管向健侧偏移等肺受压症状,则提示血块阻塞引流管,应积极采取措施,通过捏挤或使用负压间断抽吸引流瓶中的短玻璃管,促使其通畅,并立即通知医生。③嘱患者取半卧位,鼓励其咳嗽和深呼吸,以利于胸腔内液体和气体的排出,促进肺复张;嘱患者经常改变体位,以利于引流。

(4)拔管:①拔管指征:一般置管48～72h后,若观察发现引流瓶中已无气体溢出,引流液颜色变浅,24h引流量<50mL,脓液量<10mL,胸部X线片显示肺复张良好,无漏气,且患者无呼吸困难或气促,即可考虑拔管。②拔管:协助医生拔管,嘱患者先深吸一口气,在吸气末迅速拔管,并立即用凡士林纱布和厚敷料封闭胸壁伤口,包扎固定。③观察:拔管后24h内,应注意观察患者是否有胸闷、呼吸困难、发绀、切口漏气、渗液、出血和皮下气肿等,如发现异常,应及时通知医生处理。

护士长：

大家都讲得很好，希望通过今天的学习，我们能掌握有关气胸的知识。施先生，今天打扰您这么久，非常感谢您的配合。您好好休息，我们等会儿再来看您。

（张水树　徐建飞　周腾达）

参考文献

[1]丁武,杨俭新,张茂.超声诊断气胸的研究进展[J].中华急诊医学杂志2010,19(7):778-780.

[2]王颖,王海霞,杨捷.超声诊断重症呼吸道疾病合并气胸[J].中国医学影像技术2012,28(3):520-523.

[3]朱大光.肺大疱致气胸的CT诊断价值[J].中国现代药物应用.2014(16):48-49.

[4]王笑宇,王旭东.张力性气胸的急诊处理[J].中国临床医生杂志,2016,44(2):17-18.

[5]周芬.20例自发性气胸的护理体会[J].医学信息,2015(10):97.

[6]张冬梅,王天霞,靳新爱.急性创伤性血气胸手术患者的护理[J].中国现代药物应用,2014,8(9):184.

［7］付秀勤.48例张力性气胸临床急救与护理［J］.中国现代药物应用,2011,5(16):106-107.

［8］杨小静.80例创伤性气胸患者的急救护理措施［J］.中国医药指南,2014,12(36):292-293.

［9］付艳萍.胸腔闭式引流术的护理［J］.中国民康医学,2013,25(12):85-98.

案例四　甲型H1N1流行性感冒

【查房内容】甲型H1N1流行性感冒患者的护理要点及院内感染的防控

【查房形式】三级查房

【查房地点】ICU示教室

护士长:

大家都知道,最近几年,一到冬春季节说起流行性感冒(简称流感),人们就会"谈虎色变"。甲型H1N1流感始发于2009年,传播迅速,引起了全球性的大流行。它以社区感染为主,造成了多起单位、学校暴发性流行事件。随着感染人数的增加,重症和危重症患者人数也相应增加。这些患者病情进展迅速,出现肺炎、呼吸衰竭、多脏器功能不全或衰竭。甲型H1N1流感还可使患者原有的基础疾病加重,病情严重者甚至会导致死亡。做好甲型H1N1流感患者的病情观察和护理及院内感染的防控非常重要。因此,今天我们对1例甲型H1N1流感患者进行护理查房,希望通过这次查房大家都有新的收获。下面先请责任护士小张汇报一下病史。

责任护士小张:

患者阮先生,35岁。5天前,患者无明显诱因下在家中突然发热,最高温度39.6℃,无头晕、头痛,无胸闷、胸痛,无咳嗽、咳痰,无恶心、呕吐。多次门诊使用抗菌药物治疗和物理降温后患者的体温降至正常范围。2天前,患者出现胸闷、气促,伴咳嗽、咳痰,咳黄痰,伴发热,无头晕、头痛,无恶心、呕吐,无视物模糊等,随后至我院急诊就诊。急诊查血常规示:白细胞计数$4.8×10^9$/L,中性粒细胞百分比82.1%,淋巴细胞百分比14.8%,血红蛋白137g/L,血小板计数$134×10^9$/L。急诊生化全套:超敏C-反应蛋白82.23mg/L。急诊胸部CT平扫:两肺多发病变。患者以"重症肺炎,呼吸衰竭,感染性休克"被收入ICU治疗。

2018年1月13日,患者入ICU后立即予气管插管、机械通气、镇静、抗感染、"奥司他韦胶囊"抗病毒、补液、升压等治疗。入ICU当日的血气分析示:pH 7.29,$PaCO_2$ 75mmHg,

PaO_2 52mmHg。遵医嘱,继续给予患者呼吸机辅助呼吸。经患者家属同意后,于当日进行体外膜肺氧合(ECMO)治疗。次日,我院化验室汇报患者的甲型H1N1流感病毒核酸检测结果阳性。继续给予患者"奥司他韦胶囊"抗病毒治疗,同时飞沫隔离。补充诊断:重型甲型H1N1流感。经过积极抢救,1月22日患者神志清,血气分析示:pH 7.46,$PaCO_2$ 43mmHg,PaO_2 98mmHg。予撤ECMO,仍继续使用呼吸机辅助呼吸。1月25日,患者神志清,肌力正常,血气分析示:pH 7.46,$PaCO_2$ 46mmHg,PaO_2 118mmHg,予撤呼吸机辅助呼吸,改为高流量吸氧。我院化验室再次汇报甲型H1N1流感病毒核酸检测结果:阴性。予解除飞沫隔离。目前,患者的主要护理问题是:①低效性呼吸型态;②潜在并发症:感染;③活动无耐力;④焦虑。

护士长:

小张病史汇报得很详细。从病史中我们可看出,患者入院后诊断"重症肺炎,呼吸衰竭,感染性休克",3天后确诊为甲型H1N1流感。那我们首先来讨论一下甲型H1N1流感病毒的病原学。

护士小高:

甲型H1N1流感病毒属于甲型流感病毒属(influenza virus A)。

典型病毒颗粒呈球状,有囊膜。囊膜上有许多放射状排列的突起糖蛋白,分别是红细胞血凝素、神经氨酸酶和基质蛋白M2。该病毒对乙醇、碘伏、碘酊等常用消毒剂敏感;对热敏感,在56℃的条件下30min即可被灭活。

护士长:

小高回答得很好。阮先生在无诱因下出现高热、胸闷、气促、咳嗽、咳痰来我院治疗,医生进行了甲型H1N1流感病毒检测,那我们来讨论一下甲型H1N1流感的临床表现有哪些?

护师小陈:

甲型H1N1流感通常表现为流感样症状,包括发热、咽痛、流涕、鼻塞、咳嗽、咯痰、头痛、全身酸痛、乏力。部分病例还会出现呕吐和(或)腹泻。少数病例仅有轻微的上呼吸道症状,而无发热。一般来说,发热、咳嗽、咽痛是本病最主要的临床症状。本病的临床体征主要包括咽部充血和扁桃体肿大。此外,甲型H1N1流感还可发生肺炎等并发症。危重症患者可出现呼吸困难、低氧血症、发绀、咯血、胸痛等,甚至会出现神经系统症状及意识障碍等。随着病情的加重,少数病例病情进展迅速,甚至出现呼吸衰竭、多脏器功能不全或衰竭。甲型H1N1流感还可使原有基础疾病加重,病情严重者甚至可能死亡。

护士长：

小陈回答得很详细。除了临床表现,诊断甲型H1N1流感我们还要做哪些辅助检查?

护士小张：

诊断甲型H1N1流感的辅助检查如下。

一、实验室检查

1. 外周血象检查

白细胞总数一般不高或降低。随病情的加重患者中性粒细胞比例升高,淋巴细胞比例下降。

2. 病原学检查

(1)病毒核酸检测:以实时荧光定量聚合酶链反应法检测呼吸道标本(咽拭子、鼻拭子、鼻咽或气管抽取物、痰)中的甲型H1N1流感病毒核酸,结果可呈阳性。

(2)病毒分离:呼吸道标本中可分离出甲型HlNl流感病毒。

(3)血清抗体检查:动态检测双份血清甲型H1N1流感病毒特异性抗体水平,结果呈4倍或4倍以上升高。

二、胸部影像学检查

轻症患者的胸部影像学检查多为正常或没有明显影像

学征象。随着病情的加重,部分患者可出现病毒性肺炎的影像学表现:以磨玻璃阴影及实变影为主,主要累及双肺,从肺边缘向中心发展,可见空气支气管征,并且可累及胸膜等,以中下肺、肺野中外1/3及胸膜下分布常见。

重症及危重症患者的影像学多以急性肺炎和急性间质性肺炎为主。重症患者可出现间质改变、有较多的渗出病灶,肺纹理呈磨玻璃影,或斑片状高密度影;危重症病例有广泛肺内渗出,呈现大片实变影,病变进展迅速,肺部可残留纤维化改变。

护士长:

小张回答得很详细。少数患者病情发展迅速,出现重症,甚至危重病情,重症和危重病例有哪些表现?

护士小君:

出现以下情况之一者为重症病例:①持续高热时间>3天;②剧烈咳嗽,咳脓痰、血痰,伴胸痛;③呼吸频率快,呼吸困难,口唇发绀;④神志改变,如反应迟钝、嗜睡、躁动、惊厥等;⑤严重呕吐、腹泻,出现脱水表现;⑥影像学检查有肺炎征象;⑦肌酸激酶、肌酸激酶同工酶等心肌酶水平迅速增高;⑧原有基础疾病明显加重。

出现以下情况之一者为危重病例:①呼吸衰竭;②感染

中毒性休克;③多脏器功能不全;④出现其他需进行监护治疗的严重临床情况。

护士长:

我们知道,流感患者都需要早隔离、早诊断、早治疗。前面小君对于甲型H1N1流感的诊断说得很全面,那接下来,我们探讨一下在确诊后应该采取哪些隔离措施?

护师小蔡:

我们所采取的隔离措施如下。

(1) 感染甲型H1N1流感的患者入住病房后,病房即成为污染区,患者的活动范围为整个病房,不得私自离开病房。

(2) 体温计、止血带等用品需专人专用,血压计、听诊器患者用后须用10%过氧乙酸熏蒸消毒30min后再给其他患者使用。

(3) 标本采集后外套黄色标有"感染性"字样的塑料袋内送检。

(4) 给患者做过处置后,医护人员应用速干手消毒剂揉搓双手消毒20~30s。

(5) 患者的排泄物应经2000mg/L有效氯消毒后再排入下水道。

(6) 患者病房内的一切物品未经消毒处理,不得带入清洁区。

（7）患者病房内每日紫外线消毒两次,每次30min。对地面、床头桌椅、门及拉手采用1000mg/L有效氯消毒擦拭,每日两次。

（8）医护人员出入隔离房间应随手带门,进入隔离间应穿隔离衣,戴N95口罩,并且每4h更换一次。若手套破损,则及时洗手,消毒更换。离开隔离病房时需脱手套,取下防护镜,并放在1000mg/L有效氯中浸泡30min。取下外层一次性口罩,用速干手消毒液揉搓双手,脱去外层隔离衣,脱去一次性鞋套(分别置于不同标示的装有2层黄色垃圾袋的,脚踩式的桶内)。用速干手消毒液揉搓双手,再次洗消双手,进入清洁区工作。若再次进病房,应重新穿戴隔离衣、一次性口罩、眼镜、手套、鞋套等。

（9）医疗用物、废物及生活垃圾均应密封,标示清晰,应用专车,定点、定时运走,集中消毒、灭菌、销毁,以防止传染。

（10）患者离开隔离病区前,洗消双手,消毒鞋底,脱去分体服、N95口罩、帽子,换上拖鞋,淋浴更衣,测量体温,之后再离开病区。

（11）对于出现呼吸困难或者呼吸衰竭的患者,可使用机械通气方法。对于此类患者,应注意口腔分泌物的清理方法和注意此后的消毒工作,特别是要注意减少通过气道分泌物而导致的病毒传播。做好呼吸机使用和吸痰器使用后的消毒工作,每次使用后至少消毒2次。

护士长:

小蔡回答得很好。我们的患者阮先生应该是属于危重病例。那么,对于非重症患者,我们首先如何治疗? 非重症患者的治疗与重症患者有何不同?

主管护师小罗:

1. 非重症患者的治疗

非重症患者的治疗包括一般治疗和抗病毒治疗两个方面。

(1)一般治疗

嘱患者休息,多饮水,并密切观察病情变化,对高热病例可给予退热治疗。

(2)抗病毒治疗

在流感发病后48h内进行抗病毒治疗。但有研究显示,对于需要住院治疗的流感患者而言,发病48h后进行抗病毒治疗仍有益。目前,甲型H1N1流感病毒对神经氨酸酶抑制剂奥司他韦(oseltamivir)、扎那米韦(zanamivir)敏感。奥司他韦的使用方法:成人用量为75mg,一天两次,疗程为5天。对于危重或重症病例,奥司他韦剂量可酌情加至150mg,一天两次。对于病情迁延的病例,可适当延长用药时间。年龄≥1岁的儿童患者应根据体重给药,对于吞咽胶囊有困难的患儿,可选用奥司他韦混悬液。

2. 重症患者的治疗

如出现低氧血症或呼吸衰竭,应及时给予相应的治疗措施,包括氧疗或机械通气等。合并休克时,给予相应抗休克治疗。出现其他脏器功能损害时,给予相应支持治疗。合并细菌和(或)真菌感染时,给予相应抗菌和(或)抗真菌药物治疗。

护士长:

小罗回答得很好。从阮先生的病例中,我们可以看到阮先生是属于重症病例,阮先生入住ICU时使用了呼吸机辅助呼吸。那对于甲型H1N1流感患者,加强气管插管护理干预有什么特别之处?

护士小卢:

对甲型H1N1流感患者进行加强气管插管护理干预,详细步骤如下。

(1) 插管前准备:做好患者气管插管前的评估和考量,准备好插管仪器和器械,观察患者的生命体征是否平稳,选择适合患者的插管型号。使患者去枕平躺于床上,帮助其头部后仰,清理患者的气道和口腔。人群对甲型H1N1流感病毒普遍易感,因此医护人员在对患者进行气管插管时应做好防护工作,穿戴防护服、口罩、无菌手套、头罩等,并对患者进行充分无菌护理。

（2）插管时护理：遵医嘱给予患者镇静,插管后协助医生进行插管固定和连接呼吸机,同时注意观察患者的氧分压等呼吸指标,以及血压等生命体征。检测气管插管是否正确的方法有:①听诊法,即使用听诊器进行听诊;②观察法,通过观察患者胸廓的起伏来确定;③二氧化碳检测法,此法是最为准确的气管插管检测方法。

③插管后护理:甲型H1N1流感是一种急性的呼吸道传染性疾病。重症患者病情常常持续加重,发展为急性呼吸衰竭,此时,就需要进行气管插管。医护工作者在对患者进行气管插管时,也应该进行所有器械的消毒,并做好个人防护准备,防止发生院内感染。对甲型H1N1流感患者进行气管插管护理是非常重要的,因为这关系到患者能否得到及时有效的救治。对患者气管插管的护理应是全方位的,在气管插管前、中、后均应做好护理工作。首先,护士必须懂得如何操作呼吸机。当出现呼吸机报警,护士应能综合分析,及时查明原因,并消除报警。如暂时不能排除故障,应立即使用简易人工复苏器,以供给氧气,维持患者的呼吸功能,防止发生低氧血症。辅助呼吸期间,应定时监测动脉血气,并及时调整呼吸机参数。使患者保持半卧位,床头抬高30°～45°,防止发生反流。保持气囊充气维持在25～35cmH_2O。每班人员均应检查插管的深度,并做好气道湿化,防止管道内的冷凝

水反流入患者气道。

护士长：

对于患者入住 ICU 后的气管插管前、中、后的护理，小卢回答得很详细，那对于给 H1N1 患者吸痰有什么特别的吗？我们应如何操作？

护士小科：

吸痰是维持甲型 H1N1 流感危重患者呼吸道通畅的重要手段。吸痰过于频繁可能会导致不必要的患者气管黏膜损伤，增加肺部感染机会；若吸痰不及时，可造成患者呼吸道不通畅，通气量降低，甚至窒息。因此，应根据患者的需要适时吸痰。若患者出现咳嗽或呼吸窘迫，听诊闻及痰鸣音，呼吸机气道高压报警或患者要求吸痰时，再行吸痰处置，从而减少对患者的机械刺激。

吸痰时应严格遵守无菌原则；压力大小根据痰液的黏稠度决定，一般为 0.02～0.04MPa。吸痰前后均给予吸纯氧 2min，手法应轻柔，时间＜15s。重症患者 SpO_2 下降很快，因此一定要严密观察患者氧饱和度，若氧饱和度＜90％，要马上停止吸痰。

吸痰后要注意观察痰液的性状、颜色、量，注意有无细菌感染。气管内吸痰是一个高危环节。这是因为在呼吸机与气管插管断开的一瞬间,患者的痰液有可能直接喷出,这就会把病毒传给实施吸痰操作的医护人员,造成医护人员的感染。机械通气患者采用密闭式吸痰系统进行吸痰,吸痰过程不需要脱开呼吸机,不用中断通气及氧疗,从而可避免呼气末正压通气的波动,这样对患者具有非常重要的临床意义。同时,由于密闭式吸痰管的封闭性,避免了开放式吸痰操作的污染,从而减少了不必要的医院感染及对医务人员的感染。

护士长:

小科对于气道净化密闭性吸痰系统讲得很详细。在经过机械通气、ECMO、抗病毒、抗感染等各项治疗和护理后,这位患者现在生命体征平稳。其实,在整个过程中,患者是处于镇静状态的,随着病情的好转,会停用ECMO及机械通气,那么在停止镇静,患者清醒后,我们需要注意什么?

护师小王:

人性化的护理对甲型H1N1流感患者的治疗十分重要。有研究发现,很多甲型H1N1流感患者都有心理问题,其中以恐惧和焦虑最为多见。医护人员的关爱对于这些患者尤为重要。由于甲型H1N1流感具有传染性,以及患者对疾病的认识不充分,加之一些媒体的不实报道,使部分患者认为甲型H1N1流感是不治之症,从而产生恐惧心理。接受不同方式隔离的患者,其心理问题检出率是不同的。住院隔离患者的恐惧和焦虑情绪明显高于居家隔离的患者。

对于有恐惧感的患者,护理人员要耐心告知其疾病的相关知识,让患者对疾病有正确的认知。对于重症患者来说,陌生的环境,大量的治疗和护理措施,身上的各种管路,以及约束用具的使用,都会加深其恐惧。这就需要护理人员告知患者隔离病房的环境,以及使用各种管路和约束用具的目的和必要性,同时告诉患者护理人员在采样时会采取必要的保护措施,以减轻其不适。

对于有焦虑感的患者,要多给予其人文关怀。在做好患者心理支持的同时,还要做好其家属的解释、安抚工作,耐心解答其疑问,以取得家属的支持,家属与医务人员一起鼓励、开导患者,使其减轻焦虑,安心地接受隔离。同时,我们还可在隔离病房里放置书、报、杂志及收音机等。必要时播放柔美的音乐,以转移患者的注意力,舒缓其情绪。总之,对患者的心理问题给予相应的心理护理,同时积极利用社会支持,如医生与护士的安慰、家庭和朋友的支持,以增强患者战胜疾病的信心。

护士长:

关于甲型H1N1流感患者的心理护理,小王说得很好。

我们知道传染病传播需要有传染源、传播途径和易感人群,那么甲型H1N1流感的传染源、传播途径和易感人群各是什么?

护师小陆:

（1）传染源:甲型H1N1流感患者为主要传染源,无症状感染者也具有传染性。目前尚无动物传染人类的证据。

（2）传播途径:主要通过飞沫经呼吸道传播,也可通过口腔、鼻腔、眼睛等处黏膜直接或间接接触传播。接触患者的呼吸道分泌物、体液和被病毒污染的物品亦可能引起感染。通过气溶胶经呼吸道传播有待进一步确证。

（3）易感人群:人群普遍易感。

（4）较易成为重症病例的高危人群:下列人群出现流感样症状后,较易发展为重症病例,应当给予高度重视。①妊娠期妇女;②伴有以下疾病或状况者:慢性呼吸系统疾病、心血管系统疾病（高血压除外）、肾病、肝病、血液系统疾病、神经系统及神经肌肉疾病、代谢及内分泌系统疾病。对于这些患者,应尽早进行甲型H1N1流感病毒核酸检测及其他必要检查。

护士长:

那在甲型H1N1流感高发期间我们应该怎样防护呢?

护士小杜：

（1）避免接触有流感样症状（发热、咳嗽、流涕等）或肺炎的患者。

（2）注意个人卫生，经常用肥皂和清水洗手，尤其在咳嗽和打喷嚏后。

（3）避免前往人群拥挤的场所，如坐公交车等。与他人近距离接触时，应戴口罩。

（4）如有流感样症状（发热、咳嗽、流涕等）应立即戴口罩就医。

（5）根据季节变化，适当增减衣服，预防感冒。

（6）养成良好的个人卫生习惯，保证充足睡眠，积极锻炼身体，增强体质，保持室内通风，补充足够营养。

护士长：

大家都说得很好，这次查房大家都准备得很充分。通过这次查房我们讨论了甲型H1N1流感的病原学、流行病学及临床表现、辅助检查、确诊方法、隔离措施、轻症及重症的治疗，包括重症患者的呼吸机治疗和心理治疗。相信今后我们能更好地护理此类患者，并且做好自我防护。

（陈文华　吕卫星　王泓全）

················· **参考文献** ·················

[1]蔡晓婷,时国朝.甲型H1N1流感重症患者的临床及影像学特点[J].上海交通大学学报(医学版),2012,32(1):120-123.

[2]刘岩,张喜维,王玉光,等.甲型H1N1流感病毒感染患者气管插管的护理探讨[J].国际病毒学杂志,2015,22(2):130-132.

[3]崔丹,张晓春,郑智文,等.重症甲型H1N1流感患者的临床特点和综合护理[J].河北医药,2016,38(17):2712-2714.

[4]王雪丽,郭志慧,王萍萍,等.甲型H1N1流感的医院内消毒隔离与防护[J].中国医疗前沿(上半月),2010,5(1):89.

[5]蔡园春,陈小红.甲型H1N1流感114例临床护理[J].齐鲁护理杂志,2011,17(22):72-73.

[6]安聪静.480例甲型H1N1流感患者的影像学变化及临床特点[D].石家庄:河北医科大学,2012.

案例五　放射性肺炎

【查房内容】放化疗后并发重症肺炎患者的治疗与护理

【查房形式】三级查房

【查房地点】ICU 示教室

护士长：

目前，癌症发病率日渐增高。对于癌症患者的治疗，除了手术，化疗和放疗也是常用的治疗手段。放射性肺炎是胸部放疗较常见的并发症。有报道称，在行胸部放疗后，15.5％～36.0％的患者会发生放射性肺炎，据胸部 CT 扫描的结果显示，约 80％的患者发生肺纤维化病变。我们科曾经收治过放疗后发生肺部感染的患者，但这类患者为数不多。今天我们讨论的这位患者是在放疗期间同时接受化疗，出现了并发症。现在我们来讨论这类患者与其他肺炎患者的护理有什么不同。下面由责任护士小陈来介绍一下患者的病情。

责任护士小陈：

患者戴阿姨，62 岁。2 月前因"胸痛 2 周余"就诊于当地医院，行正电子发射断层扫描/计算机断层扫描（PET-CT）检查，结果示：①右侧肺上沟癌考虑，伴同侧第二、三肋骨转移；②右上肺阻塞性肺炎；③两肺间质性肺炎。予 2017 年 6 月 19 日在全麻下行"右肺上叶切除术＋第 3 肋骨部分切除术＋淋巴结清扫术＋胸膜粘连烙断术"。术后病理示：①（右肺上叶）低分化鳞状细胞癌，肿块大小 4.8cm×4.0cm×2.5cm，部分累及右侧第3肋骨。②清扫淋巴结共计26枚,未见癌转移。术后予化疗2周,化疗顺利,出院后患者无明显恶心、呕吐、胸闷、气急等不适。

2017年9月15日患者为接受放疗再次入院。入院后,患者有阵发性干咳现象,晨轻暮重,不剧,无咳痰,无痰中带血,无发热、畏寒,无胸闷、气促,无胸痛、咯血,完善各项准备后,于9月26日开始接受放疗。10月1日予暂停放疗,并同日起行同步化疗,化疗剂量减量。10月4日,患者诉阵发性咳嗽较前有所加重,伴咳少量白痰,痰不易咳出,查血常规示:白细胞计数6.1×10^9/L,红细胞计数3.81×10^{12}/L,血红蛋白114g/L,血小板计数182×10^9/L。10月6日晨体温39.5℃,发热前有畏寒、寒战,查血常规示:白细胞计数1.0×10^9/L,中性粒细胞百分比75.2%,红细胞计数3.86×10^{12}/L,血红蛋白114g/L,血小板计数134×10^9/L,超敏C-反应蛋白138.79mg/L。2日后,查血常规示:白细胞计数0.4×10^9/L。结合患者目前病情,考虑患者化疗后引起Ⅳ度骨髓抑制合并肺部感染,嘱加强对症治疗及升白细胞治疗。10月11日晨,患者出现意识不清,呼吸急促,予气管插管后转入我科。入科时,患者昏迷,血气分析示:pH 7.14,$PaCO_2$ 55mmHg,PaO_2 65mmHg。10月9日查血常规示:白细胞计数1.8×10^9/L,C-反应蛋白383.33mg/L。患者入科后一直处于酸中毒状态,pH在7.23以下,最低为6.98,血小板最低39×10^9/L(曾输注血小板),最终家属放弃治疗,自动出院。

护士长:

　　小陈介绍得非常详细。患者戴阿姨手术完毕后接受了放疗,放疗休息期间,在同步化疗过程中,患者发生了严重感染。那么,戴阿姨的感染,是放疗引起的还是化疗引起的?

护士小高:

　　我个人认为是放疗引起的。戴阿姨术后化疗了2周,病史中记载患者化疗过程顺利,未有不适。此次国庆期间的化疗剂量已减少。根据病程记录,化疗药物跟原先使用的是一样的,所以应该不是化疗引起的。

护士小戴:

　　我不认同小高的说法。请问陈老师,戴阿姨治疗前的白细胞计数是多少?

责任护师小陈:

　　戴阿姨入院后的白细胞计数是 $5.1 \times 10^9/L$,而放疗第二天的白细胞计数是 $4.9 \times 10^9/L$。

护士小戴:

我认为是化疗引起的。因为戴阿姨行放、化疗前,白细胞计数是正常的,放疗第二天也正常。化疗后第三天时,复查的血常规示白细胞计数 6.1×10^9/L,中性粒细胞百分比 77.5%。但仅2天之后,白细胞计数就降至 1.0×10^9/L,中性粒细胞百分比降至 75.2%,之后降到更低,而这段时间内是没有行放疗的。所以我认为是化疗后引起骨髓抑制,导致患者白细胞计数明显下降,抵抗力下降而引起感染。另外,如果是放射性肺炎的话,其治疗药物主要是糖皮质激素,临床试验表明,糖皮质激素治疗放射性肺炎的有效率为80%,而我们也给戴阿姨使用了糖皮质激素,效果却不显著。

护师小韩:

我也不认同小高的观点。一般来说,放射性肺炎是指肺癌、乳腺癌、食管癌、淋巴瘤或胸部其他恶性肿瘤患者,在放射治疗后,放射野内的正常肺组织受到损伤而引起的炎症反应。肺部损伤的严重程度与放射剂量、肺部的照射面积以及照射速度密切相关。放射性肺炎的病理变化表现为急性期的渗出性炎症反应和慢性期的广泛肺组织纤维化。糖皮质激素对急性期炎症有一定控制作用。另外,发生放射性肺炎的时间一般是放疗后6周,这与戴阿姨发生感染的时间相差较大,所以我还是偏向于小戴的观点。

护士长:

大家能踊跃发表自己的意见,非常好,我们就是要在不断的讨论中相互学习,共同进步。临床中碰到问题,就需要大家多想一下,多问问为什么会这样。那么,你们还有其他不同的观点吗?

主管护师小范:

听了上述同仁的见解后,我认为还有其他的可能。首先戴阿姨在行放、化疗前已经有阵发性干咳,9月18日胸部CT报告也提示"左肺上叶炎症,建议治疗后复查"。患者咳嗽加重出现在10月4日,这是在化疗期间出现的,给予了抗菌药物治疗然而咳嗽未好转。10月6日胸部CT平扫结果提示"两肺炎症考虑,较之前的情况有进展;建议治疗后复查"。患者骨髓抑制,导致白细胞计数明显下降,抵抗力下降。曾有文献报道,临床上应用的化疗药物,有些可促进放射性肺炎的发生。所以我认为,戴阿姨是原有肺部感染,放疗和化疗又抑制了骨髓造血功能,引起粒细胞缺乏,促进或加重了肺炎的进展,最终导致患者发生了重症肺炎,并难以控制。我认为这是多种因素相互影响的结果,而不是单独因素的影响。

护士长：

　　根据患者病情的发展情况，我赞同小范的说法，病情的进展及加重，是多因素相互影响的结果。当然这个也只是我们的观点，有机会的话，我们可以与医生进行交流，听听他们的见解，可能又会有不一样的观点。关于患者的病因，我们就讨论到此。

　　下面我来问问实习同学，前面老师提到骨髓抑制。在肿瘤化疗中，骨髓抑制是最为常见的一种并发症。有研究显示，与Ⅳ度骨髓抑制相关的死亡率最高能达12%，那你们知道骨髓抑制是如何分级的吗？

实习护士小周：

　　老师，我们教科书上没有提到过。

护士长：

　　其他同学有没有查过相关的资料？

护士小林：

　　世界卫生组织（WHO）将骨髓抑制的程度分为0～Ⅳ级。0级：白细胞计数≥$4.0×10^9$/L，血红蛋白≥110g/L，血小板计数≥$100×10^9$/L；Ⅰ级：白细胞计数（3.0～3.9）×10^9/L，血红蛋白（95～109）g/L，血小板计数（75～99）×10^9/L；Ⅱ级：白细胞计数（2.0～2.9）×10^9/L，血红蛋白（80～94）g/L，血小板计数（50～74）×10^9/L；Ⅲ级：白细胞计数（1.0～1.9）×10^9/L，血红蛋白（65～79）g/L，血小板计数（25～49）×10^9/L；Ⅳ级：白细胞计数（0～1.0）×10^9/L，血红蛋白<65g/L，血小板计数<25×10^9/L。

护士长：

根据小林提供的分级方法，我想问问实习护士小沈，戴阿姨的骨髓抑制属于几级？

实习护士小沈：

老师，我觉得戴阿姨的骨髓抑制已经到了Ⅳ级，虽说只有白细胞计数达到了标准，血红蛋白和血小板都在正常范围，但我认为只要有一项达到标准了，就属于这个级别。

护士长：

小沈的理解是正确的。只要三项检验指标中有一项属于上述分级中某一级的范围，就属于那个级别了。戴阿姨的白细胞计数最低时为0.4×10^9/L，所以是Ⅳ度骨髓抑制。后来医生开了重组人粒细胞集落刺激因子（简称粒细胞集落刺激因子），用来升高白细胞。粒细胞集落刺激因子这类药物，我们ICU比较少用到，我想问问小马，你对这个药了解多少？

护士小马：

我工作2年多了，也就碰到戴阿姨使用了这个药物。我当时问过医生，这个药有什么作用，医生说是用来升白细胞的，其他的倒真不知道。

护士长：

通过小马的回答，我看到了一些低年资护士普遍存在的问题。我们的护士只是做了医嘱的执行者，没有真正成为患者健康的守护者，没有多问自己为什么；在使用药物后或执行了某项操作后，没有考虑我要注意什么。你们先听听科里的老师们是怎么认识这个药物的。小邢，这个问题你来回答一下。

主管护师小邢：

粒细胞集落刺激因子这类药物在不立即使用时应保存在2~8℃的冰箱内。这类药物的使用方法为静脉或皮下注射给药，我们碰到的多数是皮下注射。皮下注射的半衰期比较短，只有3.5h。对于Ⅲ度和Ⅳ度的骨髓抑制患者，必须使用这类药物。每周使用2次，至少查1次血象。跟其他药物一样，粒细胞集落刺激因子也是有副反应的，比如肌肉酸痛、骨痛、腰痛、胸痛等。患者一旦出现不良反应，应多卧床休息，减少不必要的活动，给予高蛋白质、高维生素、高铁食物补充造血原料。

有些患者还会出现食欲不振,有些会出现发热、头疼、乏力及皮疹,极少数还会出现休克、成人呼吸窘迫综合征等。所以我们在观察药物疗效的同时,还要注意观察有没有不良反应。有文献报道,现在粒细胞集落刺激因子不光用在了肿瘤放、化疗患者身上,心内科、儿科和神经内科也有更多的相关研究出现,以后,说不定我们真的能在其他疾病的治疗中见到这类药物的身影。

护士长:

粒细胞集落刺激因子这类药物我们医院使用的数量还是挺多的,以前没有发生过不良反应,不代表就以后就不会有不良反应,所以大家在使用过程中还是要仔细观察。对于像戴阿姨这样,白细胞计数和粒细胞比例很低的患者,我们有什么护理措施和健康宣教呢?

护士小封:

在化疗所致的感染事件的诸多发病诱因中,除患者免疫力低下这一主要因素以外,外界环境的洁净程度也是非常关键的因素。因此,我们要做好预防交叉感染的措施,同时,还应给予保护性隔离措施,减少探视。防止烟尘刺激,避免患者吸入刺激性气体。医护人员接触患者前后都应洗手,各项操作需严格按照无菌操作的要求进行。正确留取各项标本,根据培养结果,合理选择抗菌药物。监测体温,如有发热或体温升高,应查找原因,根据实验室检查和肺部影像学检查结果,制定治疗方案。

护师小潘:

肿瘤患者化疗期间免疫力受到抑制,常导致患者的口腔黏膜、肛周黏膜及呼吸道黏膜等的自洁能力和防御能力下降,较易诱发黏膜或皮肤感染,其中口腔内感染和肛周感染的发生率最高,所以要加强对患者的口腔护理,观察患者口腔黏膜有无改变,若舌苔发白或口腔分泌物呈拉丝状,应考虑真菌感染,并及时采取治疗措施。肛周感染主要表现为肛周充血、破损后所引起的继发性感染,嘱患者便后坚持使用1∶5000的高锰酸钾溶液坐浴,或用大量温热的清水进行清洗。在日常预防性护理中,除采取上述措施外,还需做到:①勤换洗衣物,勿大量使用化妆品,尽量保持皮肤干爽、洁净;②为患者及时更换床单、被褥,保持床铺洁净、干燥,避免患者出现皮疹、过敏。

护师小张:

健康教育的重点是防止交叉感染。嘱患者根据天气情况加减衣服,避免感冒,避免到人多的地方去。必须要外出时,应戴好口罩,遮住口鼻。居住的房间要经常通风,特别是天冷的时候。

护师小钱：

目前我们医院血液肿瘤科有专门针对白细胞或者粒细胞计数极度低下患者的层流床,可有效降低患者感染的风险。此外,患者在住院期间还要监测其血象变化,并加强营养。

护士长：

对于白细胞计数低下的患者,我们不仅要预防感染,还要加强营养。对于神志清楚的患者,还要做好健康宣教工作。除了粒细胞计数低下外,戴阿姨的血小板计数也曾经低下过,病史汇报中提到她血小板计数最低时为39×10^9/L。那对于血小板低下的患者,我们要注意什么?

护士小蔡：

观察患者皮肤、黏膜有无瘀点、瘀斑和紫癜。对神志清楚的患者,应嘱其如发现皮肤异常,要及时报告,不要搔抓,以免加重出血或感染。观察患者有无咳血、咯血,并记录出血的量和颜色。观察患者有无呕血、黑便、腹痛。注意观察患者呕吐物及大便的量、颜色、性质,必要时做隐血试验。嘱患者避免进食粗糙、生硬、刺激性食物,预防消化道出血。合理安排治疗,减少穿刺次数。我们科一般对患者都采取深静脉置管,但置管后需进行日常维护。深静脉置管封管前,均应暂停肝素,改用生理盐水。穿刺抽血时,避免压脉带的捆扎时间过长。穿刺后,应延长局部压迫时间。

护师小胡:

我补充一下,对于血小板计数低下的患者,尤应注意其神志、瞳孔、血压的变化。颅内出血虽发生率比较低,但是属于严重的并发症。当血小板计数$<50\times10^9$/L时,患者就存在出血的风险,可能发生皮肤、黏膜出血;当血小板计数$<20\times10^9$/L时,则不可避免地发生自发性出血,甚至可导致死亡。所以我们除了要观察上述的内容外,还要嘱患者卧床休息,保持病室安静,保持患者情绪稳定,避免情绪波动。戴阿姨的后续治疗是输注了单采血小板,血小板计数才得到提高。

护士长:

对于血小板计数低下的患者,我们要观察患者有无出血的现象。出血的部位可以是全身任何一处,最严重的是颅内出血,所以我们要仔细观察。刚刚小胡提到,戴阿姨输注了单采血小板,我想问问实习护士,你们的带教老师有教过你们输注单采血小板时要注意什么吗?

实习护士小杜：

　　老师有提到过的。单采血小板是从人体血液中分离出来的，从专业送血人员那里拿到血后，按正常的输血流程核对各项信息，输注前要轻摇血袋，混匀，输注时以患者可以耐受的最快速度输入，以达到疗效。若患者需同时输注各种血液成分，则应优先输注血小板。如果因故不能输注，要将单采血小板放置在血液制品专用的血箱里，不能放在冰箱里。按输血程序书写各项护理书面资料。

护士长：

　　带教老师教得很好，你们也学得很好，基本都掌握了。这很好，希望能保持下去。那你们在临床过程中发现过患者因输注血小板而引起过敏反应吗？

护师小许：

　　我工作5年，没碰到过这样的例子。

主管护师小范：

　　我也没听到或看到过，但刚查了一些资料，发现在各类输血反应中，过敏反应占67.7％，而输注血小板引起的输血反应占所有输血反应的49.35％。由此可见，患者输注血小板较输注其他血制品更易发生过敏反应。轻度的过敏反应表现为皮肤瘙痒、红斑、荨麻疹、血管神经性水肿(面部居多),重者还可发生支气管痉挛、喉头水肿,甚至发生过敏性休克,危及患者的生命。

护士长：

　　听了小范的补充,希望大家引起重视,在输注血小板的过程中加强巡视及观察,特别是对于那些因机械通气或者气管切开而不能表达的患者。那么在戴阿姨的整个住院过程中,她存在哪些护理问题? 先请我们实习护士回答一下。

实习护士小杜：

　　戴阿姨主要的护理问题有:①清理呼吸道无效;②体温过高;③神志障碍;④气体交换受损。

护士小陆：

　　我再补充几个护理问题:①心排血量减少,与不能维持正常血压有关;②有感染的风险。戴阿姨粒细胞数量低下,抵抗力下降,又做了经外周静脉穿刺中心静脉置管(PICC),通过机械通气辅助呼吸,这些都有发生导管感染和呼吸机相关性肺炎的风险;③排尿异常,与留置导尿管有关;④焦虑。患者咳嗽加重,使用药物后又没有好转的迹象,患者因此出现焦虑。

护士长：

很好,大家讲得很全面,我们今天的查房就到这里。针对放、化疗后发生的重症肺炎,除了按一般的肺炎进行护理外,我们还应该关注放、化疗对患者机体的影响,特别是对血象的影响,以及放疗对肺的影响。我们关注的内容还要在护理记录中有所体现。希望通过此次查房,大家能够加强对以上内容的理解和认识。

(陈海燕 王 芳)

参考文献

[1]何丹,吴玉.放射性肺炎的诊断与治疗[J].吉林医学,2013,34(11):2129-2130.

[2]Nakos G,Zakinthinos S,Kotanidou A,et al. Tracheal gas insufflation reduces the tidal volume while $PaCO_2$ is maintained constant[J]. Intensive Care Med,1994,20(7):407.

[3]靳凤,马富艳,郑桂香,等.放射性肺炎病人的护理[J].世界最新医学信息文摘(电子版),2013,3(2):383-384.

[4]王大志,刘炳麟,张书瑜,等.抗肿瘤药与化疗患者骨

髓抑制多元岭回归分析[J].药物流行病学杂志,2012,10(3):265.

[5]周育苗,吴炯,刘小利,等.粒细胞集落刺激因子治疗急性脑梗死的疗效及安全性研究[J].中国全科医学,2013,15(41):4148-4152.

[6]洪艳.粒细胞集落刺激因子及其应用研究[J].医学新知杂志,2013,23(1):60-65.

[7]莫显刚,向凝,张莉,等.粒细胞集落刺激因子治疗急性心肌梗死安全性及疗效的Meta分析[J].实用医学杂志,2015,31(6):987-991.

[8]付振强.G-CSF动员内皮祖细胞对心肌梗死患者心功能的影响[J].临床心身疾病杂志,2017,23(5):11-13.

[9]Gibson C L,Jones N C,Prior M J,et al. G-CSF suppresses edema formantion and reduces interleukin-1beta expression after cerebra ischemia in mice [J]. J Neuropharhol Exp Neurol,2005,64(9):763-769.

[10]常瑞,张惠敏.肿瘤患者化疗期间Ⅳ度骨髓抑制致院内感染的护理[J].中国临床护理,2015,10(4):333-336.

[11]陈灏珠,李宗明.内科学[M].3版.北京:人民卫生出版社,1990.

[12]傅春梅,郑晓莉.化疗患者血小板减少的护理体会[J].实用临床医药杂志,2007,3(8):24-25.

[13]李哲,翁玉玲.输血反应的临床分析[J].中国医药指南,2012,10(31):63-64.

[14]黄霞,姜广荣,蒋海清,等.1例喉癌术后输注血小板致过敏性休克的抢救与护理[J].当代护士(中旬刊),2015,(3):107-108.

案例六　肺结核

【查房内容】肺结核大咯血患者的护理要点和重点监测内容

【查房形式】三级查房

【查房地点】ICU病房

护士长：

结核病是一种临床常见病,严重影响人民健康,是我国重点防治疾病之一。我国是全球22个结核病高负担国家之一。今天我们组织一次关于肺结核大咯血的教学查房,分析并讨论目前在我科住院的肺结核大咯血患者的护理。下面先请责任护士小赵汇报一下病史。

责任护士小赵：

9床患者林先生,82岁。因"反复咳嗽、咳痰10余年,再发加重1月余",于2018年2月7日以"肺结核伴空洞"收住入院。患者10余年前无明显诱因下出现咳嗽、咳痰,痰为白色黏稠状,混有少量黄色痰,时有胸闷不适,无胸痛,无发热、盗汗、咯血、气促、心悸、头晕、头痛等症状。10年来患者咳嗽、咳痰的症状时有反复,并多次在当地医院就诊。1月余前,患者再发咳嗽、咳痰、胸闷不适。CT检查提示:右上肺结核。痰找抗酸杆菌阳性,结核菌素纯蛋白衍生物(TB-PPD)提示阳性,需入院治疗。入院时,患者神志清,慢性病容,恶病质,全身浅表淋巴结未及肿大。血常规提示血象高,C-反应蛋白(CRP)高,血红蛋白90g/L,血沉89mm/h。生化:白蛋白24g/L。痰培养加药敏检查示:白色念珠菌生长(2+),痰镜检(+)。几天后患者突发咯血,氧饱和度低,病情危重,遂转入我科。入科后,立即予面罩吸氧,心电监护、有创血流动力学监测,同时予止咳、平喘、护胃、止血、改善循环等对症支持治疗。患者营养评分5分,存在营养失调风险,遂请营养科会诊。现患者仍有少量咯血。今晨查血常规示:白细胞计数$20.0×10^9$/L,血红蛋白95g/L。生化全套:白蛋白21.4g/L,门冬氨酸氨基转移酶26IU/L,肌酸激酶同工酶8IU/L,超敏C-反应蛋白52.71mg/L。患者现存的主要护理问题:①有窒息的风险;②气体交换受损;③清理呼吸道无效;④存在潜在并发症(大咯血);⑤营养失调;⑥活动无耐力。

护士长:

小赵病史汇报得很详细。从病史中我们可以知道,患者得的是肺结核,肺结核是结核病的一种,那么结核病的定义是什么?

护师小陈:

结核病是由结核分枝杆菌引起的慢性感染性疾病,结核分枝杆菌可侵及人体全身几乎所有的器官,但以肺结核最为常见。结核病临床上多呈慢性过程,少数可急性发病。患者常有低热、乏力等全身症状和咳嗽、咯血等呼吸系统表现。

实习护士小徐:

老师,肺结核有哪些分型?

护师小苏:

肺结核分型有以下几种。①原发型肺结核:原发结核感染所致的临床病症,包括原发综合征和胸内淋巴结结核。②血行播散型肺结核:包括急性血行播散型肺结核(急性粟粒型肺结核)、亚急性血行播散型肺结核和慢性血行播散型肺结核。③继发性肺结核：是肺结核中的一个主要类型，包括浸润性肺结核、纤维空洞及干酪性肺炎等。④结核性胸膜炎：临床上已排除其他原因所引起的胸膜炎，包括结核性干性胸膜炎、结核性渗出性胸膜炎和结核性脓胸。⑤其他肺外结核：按累及部位及脏器命名，如骨关节结核、结核性脑膜炎、肾结核、肠结核等。

实习护士小徐：

明白了，谢谢老师！

护士长：

大家还有什么问题吗？

实习护士小郑：

请问老师，肺结核诊断辅助检查方法有哪些？

护师小陈：

诊断肺结核的金标准仍然是痰培养发现结核分枝杆菌阳性，但在临床实践中，约有 2/3 的肺结核患者的痰抗酸染色和痰结核分枝杆菌培养为阴性。因此，对于痰菌阴性的肺结核诊断主要依据其临床症状、体征、胸部影像学检查及其他辅助检查来进行综合诊断。常用辅助检查方法主要有：

TB-PPD、结核抗体、细菌学检测、病理学检测、结核分枝杆菌感染T淋巴细胞斑点试验(T-SPOT.TB)、气管镜检查、分子生物学检测、免疫学检测等,下面简要述之。

现在主要采用PPD做结核菌素试验,在48～72h后观察结果,PPD试验结果强阳性对结核病的辅助诊断具有重要的意义。方法:将PPD5IU(0.1mL)注入患者左前臂内侧上中1/3交界处的皮内。如皮肤硬结直径＜5mm,为阴性反应;硬结直径为5～9mm为弱阳性反应;硬结直径为10～19mm,为阳性反应,硬结直径＞20mm,或虽不足20mm,但局部起水泡、组织坏死,则为强阳性反应。PPD试验结果强阳性者,不仅说明其曾受过结核菌感染,而且很有可能现在正患有或将来要患结核病,属于高危人群。

血清结核抗体检查操作比较简单,得出结果迅速,敏感性和特异性较好。结核病的血清学诊断,主要是检测血清中的特异性抗结核抗体和结核菌抗原,从而对结核病作出诊断,但受所选用蛋白特异性及患者免疫状态等因素的限制,其敏感性及特异性均未达到理想水平,因此仅能作为辅助性诊断依据。

T-SPOT.TB试剂盒是建立在酶联免疫斑点试验(ELISPOT)基础上的结核诊断方法,其本质是以T细胞免疫应答为基础的γ-干扰素释放试验。通过检测结核分枝杆菌特异性抗原和特异性效应T细胞,从而用于结核杆菌的检测和结核病的辅助诊断。

结核菌痰培养主要用于确定诊断、耐药监测和药物敏感性试验，患者的痰液、肺泡灌洗液、尿液、脑脊液、胸（腹）水、粪便均可行结核菌培养。当含菌密度为 10^2/mL 时，痰培养即可呈阳性。此方法可使结核病的发现率提高 30%～50%，同时还可对所提供菌株进行结核菌药物敏感试验。

痰涂片镜检若检查结果阳性，对肺结核诊断有确诊意义。痰涂片镜检简便、快捷、经济、可靠。

纤维支气管镜是呼吸系统疾病的重要检查手段，是诊断气管、支气管结核的重要方法。该方法可通过直接观察气管内的病变情况，明确气管、支气管结核的临床分期，并可进行镜下治疗，同时有助于肺结核、支气管结核与肺癌的鉴别诊断。

影像学检查是诊断肺结核最基本的方法，可确定其部位、范围、性质，并且在评价治疗效果、预测转归方面具有重要价值。CT检查能提供胸部组织横断面的图像，从而发现隐蔽的病变，可减少微小病变的漏诊。CT检查还可发现树芽征、腺泡结节、毛玻璃影空洞。对菌阴性肺结核，CT检查可提高其诊断的准确率；对部分不典型菌阴性活动性肺结核，在CT引导下穿刺肺组织，进行活组织检查（简称活检）及培养可作为有效的诊断方法。

胸部X线检查也是诊断肺结核的常用方法，其准确率高，安全性好，对患者的早期治疗有极大的帮助。胸部X线诊断肺结核主要是对肺结核的易发部位（即肺上叶后段、肺下叶背段、后基底段）进行检查，还可能发现肺部感染。通过X线检查还可以发现胸腔积液，对于严重的肺结核患者，还能检测出其结核球的直径。

护士长：

肺结核是一种慢性消耗性疾病，患者食欲下降，营养摄入不足，肠道吸收不好，合成代谢减少；另外，由于结核病患者持续低热，机体分解代谢增加，患者均存在不同程度的营养不良。因此，及时实施快速、简便的营养风险筛查对肺结核患者治疗有重要的意义。那下面我们来学习一下如何进行营养风险筛查。

主管护师小范：

营养风险：指由于现有或潜在的与营养有关的因素导致的患者不良临床结局的风险。营养风险强调的是出现不良临床结局的风险，而不是出现营养不良的风险，需用营养风险筛查工具2002（NRS2002，见表1）进行筛查。

营养不良：指能量、蛋白质或其他营养素缺乏或过量，包括营养不足和营养过剩（肥胖）两个方面。

营养不足：指营养成分不足，常见的有蛋白质-能量营养不良、疾病相关营养不良。

营养干预:指根据营养风险筛查和评定结果,给有营养风险的患者制定营养支持计划,实施和监测营养干预过程。

表1　NRS2002

评分项目	评分内容	得分
①营养受损状况评分	正常营养状态	0
	3个月内体质量下降>5%,或前1周内食物摄入比正常需要量降低25%～50%	1
	2个月内体质量下降>5%,或前1周内食物摄入比正常需要量低50%～75%	2
	1个月内体质量下降>5%(或3个月内体质量下降>15%)或体重指数<18.5,且一般情况差或前1周内食物摄入比正常需要量降低75%～100%	3
②疾病严重程度评分	正常营养需要量	0
	营养需要量轻度增加:髋关节骨折、慢性疾病急性发作或出现新的并发症,如肝硬化、COPD、血液透析、糖尿病、一般恶性肿瘤患者、烧伤面积10%～19%或三度烧伤面积1%～4%的患者	1
	营养需要量中度增加:腹部大手术、脑卒中、重度肺炎、血液恶性肿瘤、烧伤面积20%～29%或三度烧伤面积5%～9%的患者	2
	营养需要量重度增加:颅脑损伤、骨髓移植、急性生理学与慢性健康状况评分大于10分的ICU患者、烧伤面积≥30%或重度烧伤	3
③年龄评分	年龄≥70岁	1
总分(①+②+③)		

注:在②疾病严重程度评分中,如果有未罗列入上述疾病者,可"挂靠"评分,如急性胆囊炎可挂靠于"慢性疾病有急

性并发症者"进行评分。患者如果合并几种疾病,选最高分的打勾。如果患者计划进行腹部大手术,在首次评定时,就按照新的分值(2分)评分。

如果患者评分总分≥3分,说明患者存在营养风险,应向医生汇报,再决定是否进行营养干预;若总分<3分,每周复查营养评定,一旦复查的结果≥3分,应向医生汇报,并进入营养干预程序。

护士长:

谢谢小范,肺结核咯血的发病原因和机制是什么?

护师小王:

肺结核是呼吸系统常见传染病,而咯血是其最常见的症状。支气管动脉(体循环胸主动脉的分支)压力增高是肺结核患者咯血的主要原因。一方面是血管受病变侵蚀后破损,另一方面是结核菌感染肺组织发生炎症,导致肺上皮细胞、嗜碱性粒细胞和肥大细胞破坏,从而使5-羟色胺、组织胺等血管活性物质释放,这些物质可增加毛细血管通透性,使血液外渗,从而导致咯血。此外,肥大细胞破坏后可释放肝素,造成凝血功能障碍。

实习护士小李：

肺结核咯血为什么会引起窒息？

护士小郑：

咯血引起窒息的原因有以下几个方面。

（1）患者年老体弱或由于不适当使用镇咳剂（如可待因）造成咳嗽无力。

（2）咯血量多，血液骤然灌注到气道，患者来不及咳出，造成血液淹溺全肺，阻碍正常通气。

（3）咯血量虽少，但患者精神过度紧张，气管极度痉挛，导致气道狭窄，血液不能顺利咳出。

（4）患者咯血时体位不当，如取仰卧、坐位或半坐位，特别是取坐位时，因患者全身情况衰竭，致头部过度前倾，血液不易咳出而阻塞气道。

（5）患者严重贫血或血压过低，出现脑缺血、缺氧，意识不清，而不能自主将血液咯出，使气道阻塞。

护士长：

患者发生大咯血时，紧急处理措施和咯血后护理措施有哪些？

护师小张：

一般每日咯血量<100mL为少量咯血；咯血量100~300mL为中量咯血；一次咯血量>300mL或24h咯血量>500mL为大咯血。大咯血的紧急处理措施是保持患者呼吸道通畅，立即通知医生，同时将患者平卧，使其头偏向一侧，以利于血液排出，鼓励患者在不用力咳嗽的情况下，随时将血液咯出。如遇到咯血伴烦躁、大汗淋漓等窒息早期征象，应立即配合医生，使患者取头低足高45°俯卧位，并拍击患者背部，以促进其呼吸道内凝固血块排出。如无效，立即使用负压吸引器吸出患者咽部血液、血块。严重者可行气管插管或气管切开吸出积血，保持患者呼吸道通畅；同时，迅速建立两条静脉输液途径，一条缓慢静脉滴注止血药，另一条补充血容量，并进行抗感染治疗。

我们要嘱咐患者绝对卧床休息，取患侧卧位，以减少患侧肺的活动量；保持病室安静，通风良好，空气新鲜，阳光充足，避免噪声刺激。及时清除血污物品，保持病床整洁，稳定患者情绪。加强饮食护理。大咯血期间禁食，可遵医嘱静脉补充营养。患者咯血停止后可进易消化、营养丰富的流质或半流质饮食，并多食富含纤维素的新鲜蔬菜和水果，避免便秘。

护士长：

为什么选择垂体后叶素作为治疗肺结核咯血的常用药？

主管护师小刑：

垂体后叶素作为止血药，通过内含的催产素和加压素的直接刺激作用，使血管平滑肌兴奋，肺小动脉收缩，从而降低肺循环血量和肺循环血压，提高体循环血压，促进血小板凝聚形成血栓，刺激迷走神经以减慢心率，减少心排血量，以达到止血的目的。垂体后叶素是治疗肺结核咯血的一种有效药物。应用垂体后叶素的过程中，患者会出现血压升高、胸闷、心悸、呕吐、头晕、腹痛、面色苍白、便意等不良反应，应进行密切观察。有些患者还会出现低钠血症，但是症状一般比较轻微，容易被忽视。当血钠降至125mmol/L时，患者会出现临床症状；血钠低于115mmol/L时，就会出现神经系统症状。

接下来，我们谈谈结核病患者用药护理指导及健康宣教。

主管护师小虞：

用药前应详细询问患者既往有无肝脏病史，并常规进行肝功能检查，强化用药阶段最好每半月复查一次肝功能。同时嘱患者注意休息，保证充足睡眠，忌服损害肝脏的其他药物。如果一旦出现急性中重度肝功能损害，必须停用全部抗结核药物,并积极进行护肝治疗,待肝功能恢复正常后,再选用对肝脏毒性较小的药物,继续完成抗结核治疗。

嘱患者在医生指导下,坚持长期用药,切不可未经医生同意擅自更改或增加药物。由于结核病治疗过程中患者服药时间长,药物不良反应重,医护人员应耐心向患者解释各种药物的不良反应,并告知不科学的用药会引发不良反应,或使细菌产生耐药性。护士应耐心地向患者解释抗结核药的用药原则,即早期、联合、适量、规律、全程。做好出院指导及随访,患者出院时,由责任护士做详细的出院指导,并收集患者或家属准确的联系方式,出院后由该护士进行随访,每周1次,以便了解患者的用药情况及病情变化情况,并针对出现的问题及时进行干预,随访时间为12～18个月。

结核病是一种慢性消耗性疾病,在进行药物治疗的同时,还应给患者加强营养支持。在抗结核药发明之前,结核病的治疗主要是营养疗法。结核病患者每天的饮食中鸡蛋和牛奶是必不可少的,牛奶中的蛋白质和丰富的钙,有利于病灶的愈合。此外,应根据不同的病情,有针对性地合理制定每个结核病患者的膳食搭配。例如,肠结核患者,宜选择易消化的少渣食物,以免引起肠梗阻;合并糖尿病的患者,不能为控制血糖而节食,应通过增加降糖药物的剂量或改用胰岛素治疗来控制血糖,以利于结核病的康复。结核病患者不仅要注意营养,还要改变不良生活习惯。禁食辛辣食物,戒烟酒,充分休息,并配合化学治疗。这些措施对于改善症状,使痰菌转阴,促进病灶愈合极其有利。相反,如果早期治疗、休养不当,不但会延长治疗时间,还有可能发展成难治性耐药性结核病,从而严重损害健康,影响劳动能力,重者可危及生命。结核病患者可适当参加体育锻炼,以改善心、肺及胃肠功能,增强身体抵抗力。没有明显结核中毒症状的患者,可参加运动量较小的锻炼,如练气功、打太极拳等,待身体适应以后再加大活动量。体育锻炼应循序渐进,以活动后不感到疲劳为原则。如活动后出现疲劳、发热、咳嗽等症状,应暂停一段时间,待症状消失后再恢复活动。凡有发热、咯血、自发性气胸、急性浆膜腔积液以及其他合并症的患者,应注意休息或绝对休息,不宜参加体育锻炼。

护士长:

肺结核活动期患者应该注意哪些事项?

护师小罗:

肺结核是慢性传染病,其传播途径主要是呼吸道传染,另外,被污染的食物或餐具也可导致传染。因此,要做好肺结核患者的消毒与隔离工作。具体需要做到:①接种卡介苗,在结核进展期,严格卧床休息,尤其是肺结核伴随肺代偿功能不全、发热、咯血的患者。②没有明显症状者可进行常规活动,但需限制活动量,保证充足的休息时间。③从好转期到稳定期,应逐渐增加活动量,可参与一定的劳动,但不宜过度劳累,以免复发。④在患者咳嗽、说话和打喷嚏的时候,禁止朝向旁人,可用手帕、纸巾或手掩住口鼻,并注意严格消毒手帕。⑤若有条件,需每天进行1～2次室内空气消毒。患者的书籍、日常用品和卧具等均需每天进行曝晒,曝晒时间达到2h,可以杀死结核杆菌。⑥不随地吐痰,对痰液做好消毒工作,如吐在纸上后烧掉,或吐在痰盂中,每天对痰盂消毒。

护士长:

好的,今天大家讲得都很好,我来总结一下今天的查房。这次教学查房我们主要学习了结核病的相关内容,并且对结核病的定义、实验室检查、营养风险筛查、咯血处理、用药护理指导、健康教育等进行了学习。希望通过今天的查房,大家都能学到新的知识。

(徐小丹　周明琴)

参考文献

[1]中华医学会结核病学分会.肺结核诊断和治疗指南[J].中国实用乡村医生杂志,2013,20(2):7-11.

[2]陈效友.肺结核诊断的研究进展[J].中国临床医生，2013,41(3):11-14.

[3]荣兰香,马淑红,艾清,等.T.SPOT-TB试验与PPD试验对结核病患者诊断价值相关性比较[J].中国实验诊断学，2013,17(8):1475-1476.

[4]林定文,林玫,崔哲哲.肺结核病原学诊断技术研究进展[J].中华医院感染学杂志,2016,26(21):5025-5028.

[5]蒋朱明,杨剑,于康,等.列入临床诊疗指南和国家卫生和计划生育委员会行业标准的营养风险筛查2002工具实用表格及注意事项[J].中华临床营养杂志,2017,25(5):263-267.

[6]刘海英,邹喜荣.急救护理程序在肺结核大咯血患者中的应用[J].当代护士(学术版),2013,(10):113-114.

[7]白晓华,刘静媛.肺结核咯血护理对策[J].临床合理用药杂志,2012,5(5):96.

[8]喻长发,陈小琴.肺结核咯血应用垂体后叶素治疗的临床分析[J].中国医学创新,2015,12(8):126-127.

[9]袁萍萍.垂体后叶素治疗肺结核咯血的临床分析[J].中国医药指南,2016,14(26):57.

[10]张超,赵艳,杨华,等.56例结核病住院患者的护理干预效果观察[J].中国实用医药,2015,10(6):256-257.

[11]周全宇.健康教育在住院肺结核患者治疗中的应用

［J］.中华现代护理杂志,2012,4(19):180-184.

案例七　过敏性休克

【查房内容】过敏性休克的治疗与护理

【查房形式】三级查房

【查房地点】ICU 病房

护士长：

大家都知道,ICU 是全院危重患者集中的科室,因此在这里可见到各种凶险的病种。其中,休克是 ICU 比较常见的临床急症,病情来势凶猛,可危及患者生命,而迅速、正确、有效的治疗是急救成功的关键。今天我们对休克的一种类型——过敏性休克进行教学查房。当然,现在已将过敏性休克归到分布性休克的范畴内,希望通过这次查房使大家都有新的收获。下面请责任护士来汇报一下病史。

责任护士小颜：

5 床患者包先生,52 岁。患者 20 年前于劳累后出现双侧鼻塞,伴流涕,感冒时有脓涕,伴嗅觉减退,偶有打喷嚏、鼻痒,无头痛,无鼻出血,无发热。20年来上述症状反复,以劳累后较明显,鼻塞逐渐加重。患者遂来我院五官科门诊就诊,经查体,初步诊断"慢性鼻窦炎、鼻息肉",建议患者手术治疗。患者在全麻下接受经鼻内镜鼻窦手术。在常规诱导并气管插管后,予静脉注射尖吻蝮蛇血凝酶2U后,患者立即突发室颤,血压测不出。予立即除颤,并静推肾上腺素1mg,同时行胸外按压,3min后再次除颤,静推肾上腺素1mg。经再次除颤后复率,予甲强龙针、肾上腺素针、胺碘酮针等对症支持治疗。当时血气分析示:pH 7.24, PaO_2 249mmHg, $PaCO_2$ 46mmHg,血钾2.8mmol/L,血钠138mmol/L,血乳酸7.6mmol/L,为进一步抢救转入我科。入科后,患者昏迷,予机械通气,心电监护示:心率104次/min,呼吸18次/min,血压82/57mmHg,氧饱和度98%。入科后第二日,患者仍气管插管,继续机械通气,神志转清,医嘱予镇静处理,Richmond躁动-镇静评分量表(RASS)评分为-3~-2分。心率85~92次/min,呼吸16~23次/min,血压95~126/58~67mmHg,氧饱和度99%。今日为患者入科后第5日,仍机械通气,神志清,生命体征基本平稳。今医嘱予辅助患者坐在床上,患者无明显不适。最近血气分析示:pH 7.34, PaO_2 89mmHg, $PaCO_2$ 36mmHg,血钾3.8mmol/L,血钠136mmol/L。

　　患者现存的主要护理问题有:①清理呼吸道无效;②潜在并发症:有感染的风险;③活动无耐力;④营养失调,摄入量低于机体需要量。

护士长：

谢谢小高的病情介绍。鼻窦手术应该是较简单的常规手术，可是包先生在麻醉时发生了恶性心律失常——室颤。那么请问大家，什么是室颤，通常它的诱因有哪些？

护师小李：

心室颤动是严重的异位心律，心室的整体收缩被各部位心肌快而不协调的颤动所代替。发生心室颤动时，心脏不能有效射血，相当于心室停搏。心室扑动常为心室颤动的前奏，也常是临终前的一种致命性心律失常。室颤的心电图特征是：心室率快，超过300次/min，室性心律不规则，联律间期、QRS波形态和振幅均有明显变异。一般发生室颤都有诱因，具体如下：①冠心病，尤其是急性心肌梗死或急性冠状动脉缺血。②心肌病伴完全房室传导阻滞。③严重电解质紊乱。④药物毒性作用，如洋地黄、氯喹、锑剂等药物中毒。⑤触电、雷击或溺水。⑥各种室性心动过速进一步恶化。⑦预激综合征合并房颤，误用洋地黄类药物。

护士长：

通过刚才的病例介绍和小李的回答，大家来分析一下，包先生为什么在准备手术时突发室颤？

护士小王：

听病情介绍，患者是在术前被给予静脉注射尖吻蝮蛇血凝酶后引起的室颤，所以，我认为是这个药物导致的过敏性休克，从而引起的室颤。

护士长：

嗯，小王分析得很对。过敏性休克属于分布性休克的一种。那么，什么是休克？休克分为哪几种？什么是分布性休克？

护士小邱：

休克是一种急性循环功能不全综合征，系临床各科严重疾病中常见的并发症，主要临床表现有：血压下降，收缩压降至80mmHg以下，脉压＜20mmHg，脉搏细速，皮肤苍白，四肢湿冷，肢端青紫，意识障碍，少尿或无尿以及全身代谢紊乱等一系列症状。

护师小李：

按血流动力学分类，休克可以分为：低血容量性休克、心源性休克、分布性休克、梗阻性休克。包先生就是属于分布性休克中的过敏性休克。分布性休克包括感染性休克、神经源性休克、过敏性休克与急性肾上腺皮质功能不全,其中常见的类型是感染性休克。感染性休克的血流动力学特点是心排血量正常或增加,前负荷和充盈压正常或降低,体循环阻力通常减少。而过敏性休克是指人体接触特异性过敏原后所出现的以急性周围循环灌注不足为主的全身性变态反应。依机体反应性抗原进入量及途径等的不同,患者的临床表现亦有很大差别,分为急发型(即刻或 5min 内发生休克)和缓发型(30min 以后发生休克)。

实习护士小王:

那我们怎么判断患者是否发生了过敏性休克?

护师小颜:

过敏性休克的诊断主要依据:①患者有过敏史及过敏原接触史,并出现了休克的临床表现。②常伴有喉头水肿、气管痉挛、肺水肿等呼吸系统症状和体征,以及神经、消化系统的症状和体征。

护士长:

说得对,既然是尖吻蝮蛇血凝酶静脉注射后引起的休克,那尖吻蝮蛇血凝酶的作用是什么? 它为什么会引起过敏性休克？

护师小虞：

　　注射用尖吻蝮蛇血凝酶是分离提纯尖吻蝮蛇（我国特有的蛇种）所分泌的毒液所得的血凝酶，可以用于各种出血、血友病、血肿、血小板减少性疾病伴出血症状的辅助治疗，也可作为手术前预防用药，以减少手术部位出血和防止手术后出血，也是一种术中止血的常规药物。过敏反应是该药不良反应的一种，临床表现有恶心、呕吐、腹痛、腹泻、寒战、高热、腰背部酸胀、胸闷、气促、呼吸困难、头晕、神志不清、全身麻木、皮疹、口唇及球结膜充血水肿、皮肤潮红、皮肤瘙痒、脉搏细速、大汗淋漓、四肢皮肤湿冷、血压骤降，甚至心室颤动、心搏骤停。目前已有多例文献报道发现，尖吻蝮蛇血凝酶可导致过敏性休克，具体表现与包先生的情况很类似。幸好我们的患者包先生得到了及时抢救。

护士长：

　　对的，包先生的过敏性休克很严重，通常我们如何治疗过敏性休克？

主管护师小杨：

　　过敏性休克通常是突然发生且病情危急，若不及时处理

常可危及生命,因此必须当机立断地予以积极处理。具体处理方法如下:

（1）如发生严重低血压甚至心脏停搏,立即给予肾上腺素 0.5～1.0mg 静脉注射,并积极心肺复苏。

（2）确保气道通畅,必要时给予机械通气。如伴有血管性水肿引起呼吸窘迫,应立即建立人工气道。

（3）立即停止并脱离可疑的过敏原或致病药物,采取措施减缓过敏原吸收。维持血流动力学稳定,根据病情选择无创或有创血流动力学监测,指导液体治疗及升压药物的应用,保证重要脏器的灌注压。

（4）其他治疗:①糖皮质激素:使用地塞米松或氢化可的松。②抗组胺药物:H 受体阻断剂,如异丙嗪。③防治并发症:肺水肿、脑水肿或酸中毒等的防治。

护士长:

嗯,小杨讲得很具体。但是尖吻蝮蛇血凝酶所引起的过敏反应一般是恶心、呕吐,极少会发生室颤,请大家再考虑一下,还有其他方面的原因吗?

主管护师小范:

我觉得患者低钾也是引起室颤的诱因之一。当血钾 < 2.5mmol/L 时,即为重度低钾,此时容易产生诸如室性期前收

缩、室性心动过速、室颤、软瘫和呼吸困难等严重症状,甚至危及生命。

护士长:

嗯,钾是人体内重要的电解质之一。正常人体内的钾主要分布在细胞内,细胞外液仅含少量钾。因此,只要血钾稍有减少,即可产生明显的影响。当血钾<3.5mmol/L,即为血钾过低,在心电图上可出现改变。低钾血症的心电图表现是什么样的?

护士小余:

低钾血症的心电图表现有:①ST段平坦、延长,QT间期相应增宽。②ST段呈等电位线而不出现上下偏移。③T波多呈正常直立。④偶可出现过早搏动。

护士长:

嗯,低钾血症的临床表现有哪些?

护士小高:

①神经-肌肉系统:常见症状为肌无力和发作性软瘫。②心血管系统:低钾可使心肌应激性降低,并使患者出现各种心律失常和传导阻滞,轻症者有窦性心动过速、房性或室性期

前收缩、房室传导阻滞；重症者发生阵发性房性或室性心动过速，甚至心室纤颤。③泌尿系统：长期低钾可使肾小管受损而引起缺钾性肾病，进而引起氯离子的重吸收功能降低，导致代谢性低钾和低氯性碱中毒。④内分泌代谢系统：低钾血症时可出现糖耐量减退，长期缺钾的儿童可出现生长发育延迟。⑤消化系统：缺钾可使肠蠕动减慢，轻度缺钾者有食欲缺乏、腹胀、恶心和便秘；严重缺钾者可出现麻痹性肠梗阻。

护士长：

嗯，当人体严重缺钾时，会发生这么多的危险，那我们应该怎么补钾呢？

护师小陈：

补钾的方式有以下两种。

（1）口服补钾。因钾对消化道有刺激作用，患者服用后可能出现恶心、呕吐、上腹部不适等不良反应，甚至可导致消化性溃疡和出血，因此宜饭后服用，可将10%氯化钾注射液配牛奶、果汁或温水口服。

（2）静脉补钾。静脉补钾是临床上常用的补钾方式。补钾液的选择：①稀释补钾液一般选用生理盐水。因在细胞内高浓度葡萄糖可使钾合成糖原，从而不利于血钾的监测；而血钾的检测主要是检测细胞外液的钾水平，但不能反映细胞内钾水平。②补钾浓度、速度、量的确定。补钾以缓慢、持续补入为原则。一般补钾浓度为0.3%,对于重度低钾者,补钾浓度为0.6%~1%,输入速度为1~1.5g/h,每日补钾量为3~6g;轻度低钾者,补钾浓度为0.3%~0.4%,输入速度应小于0.75g/h,每日补钾量为1~3g。在静脉补钾时,应注意选择深、粗、大的血管。若在静脉补液时发现穿刺静脉疼痛,应将液体滴速控制在50~60滴/min,必要时予硫酸镁湿热敷。禁止直接静脉注射氯化钾。输注过程中勤巡视,防止液体渗出。

护士长:

　　小陈归纳得很详细。现在大量文献也支持高浓度补钾。当静脉补钾浓度>53.64mmol/L时,即称为高浓度补钾。多采用的补钾浓度为40.23~80.46mmol/L,经中心静脉行微量泵注射钾的速度<20.1mmol/h(即1.5g/h)。我认为泵入钾的浓度和速度是密不可分的,不能单纯地只注重提高浓度或(和)加快速度,还应考虑钾的肾脏排出和跨细胞转移等问题,同时视患者的临床症状、基础疾病、血钾水平等情况具体而定,做到个体化、安全而又有效地补钾。近年来,研究者又提出不同的补钾溶液的配制方法。如采用氯化钾2g加入生理盐水20mL与25%硫酸镁10mL配成混悬液,用微量泵输注。这是因为,在氯化钾中加25%硫酸镁既能促进钾离子转入细胞内,还能明显降低皮肤反应的发生率。这值得我们去

尝试。那么,在日常护理工作中,如果遇到低钾血症患者,我们应该如何去护理呢?

护师小龚:

我觉得要做好以下几点。

(1)心理护理:突然发生肢体瘫软,神志清楚的患者可能有恐惧、痛苦、悲伤等心理;而低钾又会导致患者出现胸闷、心悸、疲劳等症状;此外,即使病情好转后,患者仍担心存在复发的可能。因此,心理护理十分重要。我们护士应向患者讲解低钾血症的有关知识,帮助患者了解该疾病,消除其思想顾虑和悲观情绪,以增强患者战胜疾病的信心,使其能积极配合治疗。

(2)监测血气和电解质:无论采用哪种途径补钾,都要动态观察动脉血气和电解质水平,随时调整钾的用量,这样不仅可避免高钾血症,还可了解患者体内酸碱平衡状态。若存在碱中毒,纠正低钾后碱中毒可被迅速纠正;若存在酸中毒,宜先补钾再纠正酸中毒,以防止 pH 升高后钾离子进入细胞内导致血钾水平进一步降低。当然不可在补钾侧血管采集血标本,以免影响血钾值的测定,造成假性高钾血症的结果。

(3)心电监护和尿量监测:高浓度静脉补钾的潜在危险是可引起高钾血症,也可引起心血管系统不良反应,甚至引起致命性心律失常。因而,在补钾期间,应严密进行心电监护,观察心律、血压及心电图变化,准确记录尿量。少尿或肾功能不全者,不能高浓度补钾。尿量监测不仅有助于肾功能的监测,还可以指导补钾。因肾衰竭时少尿,导致钾排出受到限制,此时补钾易引起血钾过高。

(4) 饮食护理:嘱患者少食多餐,忌高糖饮食,尽量进食含钾高的食物,如杏、橘子、香蕉等水果,以及菠菜和肉类等。避免过饱、饮酒等诱发因素,禁饮咖啡、茶等有兴奋作用的饮品。大量出汗后,不要马上饮用大量白开水或糖水,可适量饮用果汁或淡盐水,防止血钾过低。

实习护生小俞:

老师,我看到包先生使用着呼吸机坐在了床边。采用机械通气的患者不是应该好好休息吗?

主管护师小邢:

你说得不对。为了降低患者应激反应、维持机械通气患者的生理稳定和满足患者对治疗的需要,可对使用呼吸机的患者采取镇静治疗。但长时间采取镇静的机械通气会导致ICU获得性衰弱(ICU-AW)、谵妄、下肢静脉血栓、压疮、呼吸机相关性肺炎(VAP)等一系列并发症的发生,严重影响患者预后和生活质量。所以现在提倡机械通气的患者早期活动。

护士长：

小邢说得很对。机械通气患者进行早期活动十分有利和有必要。2013 年美国危重症医学会镇静、镇痛指南也推荐机械通气患者早期活动，以减少谵妄的发生。2014 年发表的《关于机械通气重症患者早期活动安全性的专家共识》明确了早期活动的可行性和安全性，而且为了降低风险，每次帮助像包先生这样的患者进行活动的时候，都应有医生、护士、呼吸治疗师等多学科团队的共同指导和评估。那么，通常我们是如何帮助患者进行早期活动的？

护师小陈：

一般对机械通气患者进行四级康复方案。①一级活动：对意识昏迷、无法配合者，给予每 2h 翻身拍背一次和每日 3 次四肢关节被动活动，每次 10～15min。②二级活动：意识清醒、能配合完成指令者，除按一级活动的方式外，予患者每日床上坐位，每日 3 次，每次 20min。此外还要根据患者的肌力进行抗阻力关节运动，如双臂垂直举高，双手握紧 1kg 握力圈 10 次以上。③三级活动：意识清醒、上肢肌力 3 级以上者，除按二级活动的方式外，另辅助以主动抗阻运动，予患者每日床边坐位，并且双脚能踢到双足上方 40cm 的皮球 10 次以上。④四级活动：意识清醒、下肢肌力 3 级以上者，除按三级活动的方式外,协助其转移至床旁椅,每日20min,在患者可耐受的情况下协助其步行。运动时间安排应符合正常生理作息时间。

主管护师小虞:

我们现在还可以通过一些仪器设备来辅助患者活动。我们科室就采用神经-肌肉电刺激的方法短期内改善重症患者的骨骼肌代谢,避免其肌肉萎缩,这一方法尤其适用于慢性阻塞性肺疾病和充血性心力衰竭患者。也有文献说利用脚踏车测力计、床上运动锻炼器械等帮助患者进行锻炼。早期活动方式多种多样,机械通气患者早期活动应根据患者具体情况、科室自身条件等选择,以确保方案安全、有效。

护士长:

对的。通过早期活动,患者机械通气时间、ICU住院时间和呼吸机相关性肺炎的发生率显著下降,并且可以提高患者机体氧合能力,增加心肺功能,改善肌肉萎缩,从而提高运动耐力,使患者能够更加协调地进行呼吸运动。同时,早期活动还能降低深静脉血栓和压疮的发生率,增强患者自主呼吸和脱机的信心。但是在ICU进行机械通气的患者一般都是危重症患者,在帮助其开展运动治疗时,必须充分考虑其病情,根据病情确定开始运动的时间、运动幅度与运动量的大小。对清醒患者应做好解释工作,以取得患者配合。我觉得活动前的评估尤其重要,我们应该评估哪些指标?

护师小张:

一般评估内容包括心率、血压、呼吸和氧合指数等指标。除了基本生命体征评估外,也要对血常规、血糖等指标进行评估。血小板计数降低的患者容易出现运动后微血管损伤和出血。运动还会增加高血糖和低血糖的发生风险,由此也会引起患者意识水平的改变。所以,运动前要加以评估,以排除危险因素。有的研究还提示早期活动的启动评估应包括有无颅内压增高等神经系统体征和有无心肌缺血、静脉血栓等心血管系统的评估,并通过运动干预前评估和筛查表,最终判断患者是否适合当日的运动,并为患者早期活动提供安全指导。

护士长:

说得很详细,下面我来总结一下今天的查房。这次查房我们学习了过敏性休克和低钾血症的相关知识,此外我们还学习了机械通气患者早期活动的相关知识,大家要认识到机械通气患者早期活动和康复治疗的重要性,以便未来大力开展多学科协作。有些患者及其家属可能还不理解早期活动的意义,那就需要我们要对其做好健康宣教工作,以取得患者及其家属的理解,使他们能支持早期活动。希望通过今天的查房,能使大家的相关理论知识得到巩固,以后更好地服务于临床,实现医疗效率和患者利益的共同提升。

(虞　立　陈碧新　洪　月)

参考文献

[1]陈晓英,隆滟丹,张艳,等.尖吻蝮蛇血凝酶致严重不良反应1例[J].第三军医大学学报,2014,36(16):1708-1712.

[2]冯少青,黄阳,赵莲英,等.注射用尖吻蝮蛇血凝酶致过敏性休克1例[J].医药导报,2014,33(12):1659.

[3]龚泉,李江龙,白自秀,等.注射用尖吻蝮蛇血凝酶致过敏性休克1例[J].中国医院药学杂志,2015,35(7):667.

[4]雷卫红.低钾血症致心律失常的心电图特点与临床分析[J].世界最新医学信息文摘(连续型电子期刊),2013(34):13-14.

[5]刘大为,邱海波,严静.中国重症医学专科资质培训教材[M].北京:人民卫生出版社,2013.

[6]张利娟,黄金美,费忠英,等.微量泵注射高浓度氯化钾治疗严重低钾血症患者的护理进展[J].当代护士(下旬刊),2014(10):7-9.

［7］汪文英,陈付华,王银娥,等.低钾血症患者不同补钾途径及护理措施［J］.蚌埠医学院学报,2013,38(2):224-226.

［8］虞立,陈翠萍,姜金霞,等.ICU机械通气患者早期活动护理进展［J］.中华现代护理杂志,2017,23(20):2692-2696.

［9］中华医学会心电生理和起搏分会,中国医生协会心律学专业委员会.室性心律失常中国专家共识［J］.中华心律失常学杂志,2016,20(4):279-326.

［10］Files D C, Liu C, Pereyra A, et al. Therapeutic exercise attenuates neutrophilie lung injury and skeletal muscle wasting［J］. Sci Transl Med, 2015, 7(278):278ra32.

［11］Investigators T S. Early mobilization and recovery in mechanically ventilated patients in the ICU: A binational, multicentre, prospective cohort study［J］. Crit Care, 2015, 19(1):81.

［12］Walsh C J, Batt J, Herridge M S, et al. Muscle wasting and early mobilization in acute respiratory distress syndrome［J］. Clin Chest Med, 2014, 35(4):811-826.

［13］Bailey P, Thomsen G E, Spuhler V J, et al. Early activity is feasible and safe in respiratory failure patients［J］. Crit Care Med, 2007, 35(1):139-145.

［14］Cameron S, Ball I, Cepinskas G, et al. Early mobilization in the critical care unit: A review of adult and pediatric literature［J］. J Crit Care, 2015, 30(4): 664-672.

［15］Barr J，Fraser G L，Puntillo K，et al. Clinical practice guidelines for the management of pain，agitation，and delirium in adult patients in the Intensive Care Unit［J］. Crit Care Med，2013，41（1）：263-306.

［16］Hodgson C L，Stiller K，Needham D M，et al. Expert consensus and recommendations on safety criteria for active mobilization of mechanically ventilated critically ill adults［J］. Crit Care，2014，18（6）：658.

案例八　深静脉血栓形成

【查房内容】深静脉血栓形成的治疗和护理

【查房形式】三级查房

【查房地点】ICU 病房

护士长：

深静脉血栓形成（DVT）是血液在深静脉内不正常凝结所引起的病症，多发生在下肢。血栓脱落可引起肺栓塞（PE）。DVT 和 PE 合称为静脉血栓栓塞症（VTE）。国际上公认 VTE 是仅次于冠心病和肿瘤的第三大致死性疾病。在全球范围内，每年发生 VTE 的病例近 1000 万例，美国每年与 VTE 有关的死亡病例为 10 万～30 万例，欧洲这一数据则为 54.4 万例，在北美和欧洲每年因 VTE 而死亡的总人数已超过了艾滋病、乳腺癌、前列腺癌以及交通意外死亡人数的总和。VTE 是医院内非预期死亡的重要原因，已经成为医院管理者和临床医务人员面临的严峻问题，VTE 也给个人、家庭及国家带来了沉重的经济负担，因此，防治 VTE 势在必行。及时、有效地评估，正确地实施护理措施在 VTE 患者的抢救中起着非常关键的作用。

今天我们对患者王先生进行护理查房。他是一位 DVT 患者，这位老先生很幸运，因救治及时，现在病情已经比较平稳，并且未出现较严重的血栓后并发症。希望通过这次查房，使大家能够对 VTE 有更全面的了解，并在以后的工作中更好地给予 VTE 患者优质护理。

护士长：

王先生，您好！今天，我们对您的病情进行护理查房，目的是让大家学习深静脉血栓形成的相关知识，当然您也可以从中了解有关您病情的一些注意事项，现在要打扰您一下，您看可以吗？

患者王先生：

可以，需要我怎么做，您跟我说，我会积极配合的。

护士长：

真是太感谢您了。我们现在开始，那么首先请责任护士小陆来汇报一下病情。

责任护士小陆：

患者王先生，59岁。3月余前，患者无明显诱因下于家中出现右小腿肿胀、疼痛，程度较轻，可忍受，无发热、畏寒，无恶心、呕吐，无咳痰、咳嗽等不适，患者未予重视，未就诊。1月余前，患者右小腿肿痛加重，难忍，伴双眼视物模糊，无腹胀、腹泻、头晕、头痛、恶心、呕吐不适，遂至当地医院，予药物（具体用药不详）治疗后，症状未见明显好转。近一周出现涕中带血，视物模糊。今为求进一步诊治，至我院就诊，查X线检查示："右胫骨上段局部骨质破坏，恶性肿瘤性病变考虑。右膝退行性骨关节病"。门诊拟"右胫骨转移瘤"收入病房。

入院时，患者神志清，精神可，视力下降，视物模糊，对光反射灵敏。胸廓有压痛，双肺呼吸音清，未闻及明显干湿性啰音。胸腰椎无明显压痛。右肩部活动尚可，压痛阳性。右

膝关节无肿胀,无压痛,活动度正常。右小腿中上段轻度肿
胀,压痛,以内侧为重,足背动脉搏动较弱。肢端血运好,皮
温正常,双侧下肢皮肤感觉对称,肌力Ⅴ级。血液化验示:D-
二聚体1056 μg/L。急诊行双下肢血管超声造影显示:双下肢
深静脉血栓形成,双侧小腿肌间静脉血栓形成。肺动脉CT
血管造影示:肺动脉及其分支血流通畅。因此,补充诊断为
深静脉血栓形成。

　　患者入科时,神志清,精神可。目前治疗措施有抗凝、溶
栓、抗感染、营养支持等。患者现在主要的护理问题是:①疾
病相关知识缺乏;②有潜在并发症(血栓后并发症);③活动受
限:与肢体疼痛肿胀有关;④焦虑等。

患者王先生:

　　平时我也每天散步,进行肢体锻炼,饮食也比较注意,那
我为什么会得这个病?

护士长:

　　好的,那么谁来说一下DVT的主要病因(即危险因素)有
哪些? 发病机制又是怎样的?

护士小周:

　　DVT的常见病因有以下几种。

（1）高龄：随着年龄的增长，尤其是年龄＞60岁的老年人，血栓形成的风险会相应增加，年龄越大，血栓形成的风险就越高。因为年龄越高，机体内的血流缓慢，严重者可导致血液不畅甚至凝滞，从而形成血栓。

（2）活动受限：患者活动能力与血栓形成呈负相关的关系，患者活动能力好，血栓发生风险会降低；反之，活动受限，则血栓发生风险会增加。

（3）创伤：创伤会导致血栓发生的风险增加。这是因为：①创伤导致血管静脉壁损伤。②创伤会导致血流受阻。③血流停滞会导致血液处于高凝状态。这是血栓发生的三大主要原因。因此，当患者身体受伤，其发生血栓的风险就会加大，受伤的部位不同，血栓的风险等级也不一样。目前已有文献证据证明，下肢、脊柱受伤比身体其他部位受伤所导致血栓形成的风险更大。

（4）手术：手术也会使血栓形成的风险相应增加。手术的时间不同，血栓形成的风险也不一样。手术时间越长，血栓形成的风险就越大。手术部位不同，血栓形成风险也不同。相对而言，骨科手术（尤其是脊柱手术）导致血栓形成的风险最大。

（5）常见的高风险疾病：已有大量文献报道称，肺炎、呼吸衰竭、COPD、血液系统疾病、溃疡性结肠炎、恶性肿瘤、静脉曲张、脑血管疾病、急性心肌梗死、冠心病、急性脑血管意外史(1 个月内)、血栓家族史、血栓既往史等都是 DVT 的危险因素。

（6）女性特有的高危因素：25 岁以上的女性、口服避孕药、怀孕或产褥期、女性进行孕激素或雌激素治疗，均会增加血栓形成的风险。

（7）其他风险因素：如中心静脉置管、肿瘤患者进行放化疗、卧床制动也会增加血栓形成的风险。

护士小徐：

目前 Virchow 理论是国际上公认的血栓形成的经典理论。该理论指出血液高凝、血流阻滞和静脉壁损伤是血栓形成的三大主要原因。

患者王先生：

哦，那我以后要注意了。我这个病平时有什么表现？

护士小黄：

典型的深静脉血栓形成患者一般有以下临床表现。

（1）症状：患肢肿胀、疼痛，活动后加重，抬高患肢可好转。患肢皮温升高，偶有发热、心率加快。

（2）体征：远端肢体或全肢体肿胀是形成血栓的主要特点，皮肤多正常或轻度瘀血，重症患者的皮肤可呈青紫色，皮温降低。如影响动脉,可出现远端动脉搏动减弱或消失。若血栓发生在小腿肌肉静脉丛,可出现血栓部位压痛(Homans征和Neuhof征阳性)。①Homans征。患肢伸直,踝关节背屈时,由于腓肠肌和比目鱼肌被动牵拉而刺激到小腿肌肉内的病变静脉,引起小腿肌肉深部疼痛,即为Homans征阳性。②Neuhofs征(即腓肠肌压迫试验)。刺激小腿肌肉内病变的静脉,引起小腿肌肉深部疼痛,即Neuhofs征为阳性。疾病发展到后期,血栓机化,常遗留静脉功能不全,出现浅静脉曲张、色素沉着、溃疡、肿胀等,称为DVT后综合征。血栓脱落可引起肺动脉栓塞的相关临床表现。

患者王先生:

你说的这些与我发病前有些表现很符合。

护士长:

小黄分析得很全面。说完了临床表现,那么在医院,我们会做哪些化验和检查来帮助诊断呢?

护士小苏:

对于疑似患者,我们首先要检查血浆D-二聚体。用酶联免疫吸附法检测D-二聚体,敏感性较高($>99\%$)。急性DVT患者体内的血浆D-二聚体$>500\mu g/L$是具有重要参考价值的临床数据。由于术后短期内患者D-二聚体仍呈阳性,因此,对于DVT的诊断或者鉴别诊断价值不大,但可用于术前DVT高危患者的筛查。另外,对于诊断静脉血栓栓塞,该值并非是特异性的数据,因为如肿瘤、炎症、感染、坏死等也可使纤维蛋白增多,其D-二聚体的数值也可大于$500\mu g/L$,故预测价值较低,不能据此诊断DVT。该检查对年龄>80岁的高龄患者特异性较低,因此不宜应用于此人群。

护师小虞:

我觉得血液化验只是一个常规检查,其诊断价值并不是很高,只能作为参考。对于有深静脉血栓的患者,我们可以借助影像学作为辅助检查,而其中最常用、最准确的辅助检查方法是血管静脉超声造影,这是诊断DVT的金标准。DVT最常见、最严重的并发症是肺栓塞。肺栓塞发病隐匿,病情危急,死亡风险较大,诊断肺栓塞的金标准是肺动脉CT血管造影,因此,通常我们需要借助肺动脉CT血管造影来确诊患者是否发生了肺栓塞。

护士长:

你们两个说得都很对,我们知道DVT虽然有典型的临床表现,但很多患者发病之前通常并无明显临床表现,那么这个时候我们应该如何评估其血栓的风险呢?

护师小徐：

　　早期、及时、有效地评估是DVT患者安全管理的重要内容。随着国内外对DVT研究的深入，VTE相关风险评估的研究也日臻完善。目前国际上有据可循的DVT风险评估工具有18种，其中运用最广泛、评估较准确的是Caprini风险评估表、Wells风险评估表、Padua风险评估表和Autar DVT风险评估表，而我们护士使用最广泛的是Autar DVT风险评估表。

　　各评估表的优点及限制：①Caprini风险评估表是基于个体危险因素，可有效地对患者进行量化的VTE风险评估，因此，该量表具有良好的适用性。但在利用该表评估VTE风险时，需注意以下问题：首先，该量表条目较多，其中包含很多客观实验室指标，因而评估过程耗时较长。同时，实验室指标结果解读需要一定时间，不便于VTE突发紧急情况的评估。其次，该量表包含的一些实验室指标在国内并不是常规检查指标，如抗心磷脂抗体阳性、凝血酶原20210A阳性、因子Vleiden阳性、狼疮抗体物阳性和血清同型半胱氨酸酶升高等，尤其是在硬件设施有限的基层医院，更是很少开展此类检验，而缺失这些血栓形成的重要危险因素会造成评估结果不可靠，可能会低估一部分患者发生VTE的风险。②Wells风险评估表在创立之初，前瞻性评估529例疑似DVT患者，结果发现DVT总发生率为25.5％，低、中、高危DVT患者的发生率分别为5%、33%和85%。Wells风险评估表不仅可以有效区分DVT,而且能够进行风险等级划分。此外,不同评定者运用该量表的Kappa一致性检验值为0.85,故而可以推广使用。但其他诊断可能性即阴性预测项大于或等于DVT检出率,并且该量表的评估与评估者的临床经验存在很大相关性,而主观评估的不确定性及不客观性会导致错误估计(高估或低估)VTE发生的风险。③Padua风险评估表条目中包括可快速获得的临床资料和病史资料,但量表中较有说服力的实验室指标在国内并不常规开展,这就限制了其被进一步推广的可能性。④Autar DVT风险评估表包括年龄、体型、活动能力、特殊风险种类(口服避孕药、激素替代疗法、妊娠/产后、易栓症)、创伤、手术类型(包括手术时间和部位)和高风险疾病(溃疡性结肠炎、静脉曲张、慢性心脏病、急性心肌梗死、恶性肿瘤和卒中)等7个危险因素。这7个危险因素信息的获取方便、简单、快速,适用于早期DVT风险的评估。

护士长:

分析得很对,运用合适的量表进行DVT风险评估,确实能够帮助我们早期了解DVT风险,并进行DVT风险分级。风险评估结合实验室检查和影像学检查是DVT诊断的三部曲。如果我们评估患者为血栓中高危风险,我们需要采取哪些预防措施来降低其发生风险呢?

护师小陈：

　　对于有发生DVT风险的患者,我们采取的一般预防措施有:①将病房室温维持在18～22℃,嘱患者注意保暖,劝其戒烟、戒酒,保证病房为无烟环境。②饮食护理。进食清淡、低脂肪、高蛋白质、高纤维素、易消化的食物,如番茄、洋葱、蘑菇、芹菜、海带、黑木耳、水果等。③鼓励患者多饮水,保证每日饮水量＞2000mL。④指导患者保持功能体位,抬高下肢20°～30°,腘窝和小腿下避免垫硬枕。⑤在患者病情许可的情况下,协助其每1～2h更换卧位及抬臀、翻身。⑥帮助患者按摩下肢,挤压小腿肌群。⑦指导患者每日做腹部环形按摩,养成定时排便的习惯,保持大便通畅。⑧避免患肢及下肢静脉穿刺,避免同一部位、同一静脉反复穿刺。对连续输液时间超过4h的患者,应尽量采用静脉留置针。⑨健康宣教:向患者及其家属讲解DVT相关知识,使其知晓DVT的危害。鼓励卧床患者经常翻身,避免久坐、久卧,使其知晓功能锻炼的重要性。⑩心理护理:关心患者,主动与其沟通交流,了解其心理状态,有针对性地给予心理疏导,缓解其负面情绪,增加其康复的信心。

主管护师小范：

　　对于DVT发生风险较高的患者,在采取一般预防措施的基础上,我们还要进行其他的预防措施:鼓励患者进行早期功能锻炼。主要的锻炼方式是踝泵运动,其原理是通过踝关节的运动挤压下肢肌肉,形成像泵一样的效果,促进下肢血液循环和淋巴回流。这对于卧床和术后患者功能康复至关重要,更能预防DVT。踝泵运动包括伸屈和旋转运动。

实习护士小余:

老师,踝泵运动怎么做呢?

主管护师小范:

对于可以自己运动的患者,我们一般鼓励其主动做踝部伸屈和旋转运动。伸展运动方法如下:患者取平卧位,双腿自然放松,双足做主动足踝跖屈50°(脚尖向下踩),背伸30°(脚尖向上勾),频率为24次/min,每次运动5min。旋转运动的方法如下:患者取平卧位,双腿自然放松,以踝关节为中心,做跖屈、内翻、背伸、外翻的360°的旋转运动。运动频率为15～24次/min,每次运动5min。对于不能主动完成上述运动的患者,我们可辅助其进行被动伸屈和旋转运动。

护士长:

踝泵运动确实能够促进血液循环和淋巴回流,减轻或避免血流淤滞,对预防DVT有较好的效果。那对于主动和被动活动均严重受限的患者,我们还可以采取什么样的物理预防措施?

主管护师小方:

在病情允许的情况下,我们可以遵医嘱要求患者穿梯度减压弹力袜。其原理是利用机械力促使下肢静脉血流加速,改善血液淤滞,降低下肢发生DVT的风险。

实习护士小张:

请问老师,所有有血栓发生风险的患者都可以穿弹力袜吗?

主管护师小方:

不是的。使用弹力袜是有适应证和禁忌证的。

使用弹力袜的适应证有:①预防和治疗由于麻醉、手术、卧床等引起的静脉血流淤滞和下肢血液循环障碍。②轻度静脉曲张、慢性静脉曲张、妊娠期静脉曲张。③静脉炎。④下肢肿胀。⑤大、小隐静脉剥脱术后。⑥静脉曲张硬化治疗后。⑦下肢深静脉血栓形成后综合征。

同样,使用弹力袜也是有禁忌证的。如果存在下列情况,则一般不建议使用弹力袜:①疑似或确诊外周动脉疾病。②外周静脉旁路移植。③外周神经病变或其他引起感觉障碍的疾病。④局部皮肤情况使用弹力袜可能会引起损伤，如脆弱的"纸皮"皮肤、局部炎症、坏疽或最近皮肤移植等。⑤对弹力袜材料过敏。⑥心力衰竭。⑦严重的下肢水肿或者有充血性心力衰竭引起的肺水肿。⑧腿部尺寸和形状不在正常范围内。⑨严重的腿部畸形，不适合穿着弹力袜。

实习护士小吴：

老师，为什么心力衰竭和肺水肿的患者也不能穿弹力袜?

主管护师小陈：

因为弹力袜的主要作用是促进血液回流，如果患者存在严重的心力衰竭，其血液回流至心脏后，由于心脏的泵血功能受损，不能将血流及时泵给身体的其他器官，一方面会加重心脏的负荷，导致心脏功能进一步受损，另一方面身体的其他部位得不到足够的血流，也会影响其功能。所以，对于心力衰竭患者一般不建议其穿弹力袜。同样的道理，如果患者存在肺水肿，人体两大循环之一的肺循环就无法正常运转，也会导致血流受阻，这样不仅会导致其他并发症的发生，还会增加发生血栓的风险，所以也不建议穿弹力袜。

护士长：

弹力袜能够有效预防DVT，而且操作比较简单，患者的依从性较好。那么,我们应该如何指导和帮助患者穿弹力袜?

护师小吴:

弹力袜的型号很多,我们要根据患者的年龄、病情、手术时间及手术等级选用合适的梯度减压弹力袜。弹力袜主要有腿长型和膝长型两种。选择这两种弹力袜时,我们首先要根据患者的腿长,选择合适的弹力袜。对于膝长型弹力袜,一般我们要测量患者从足跟到膝盖的垂直距离;对于腿长型弹力袜,一般我们测量患者从足跟到大腿根部的垂直距离。由于弹力袜的弹性程度不一,为了确保患者所穿弹力袜松紧适宜,在穿弹力袜之前,我们需要测量患者肢体的周径,一般测量两个部位:脚踝最细处和大腿最粗处的周径。

实习护士小徐:

老师,穿弹力袜还有其他需要注意的吗?

护师小洪:

如果患者需要穿弹力袜,我们建议:①日夜均穿弹力袜(每天至少18h)。若患者活动量增加,DVT发生风险降低,可适当减少穿弹力袜的时间。②穿弹力袜之前,抬高患肢10min,使患肢血流排空之后,再穿弹力袜。③告知患者,洗涤弹力袜时要用中性洗涤剂,使用温水,不要用力拧干,可用干毛巾吸除多余水分,于阴凉处晾干,勿置于阳光下或人工热源下晾晒或烘烤。④若弹力袜出现破损,应及时更换。⑤袜子近端不能有弹力圈,以免近端压力过大而影响静脉回流。

实习护士小孙:

老师,我们需要加强对DVT患者的病情观察,如肢体是否肿胀等,那如果患者穿上弹力袜之后,我们应该如何监测患者的腿围和穿弹力袜肢体的血运及皮肤状况呢?

护师小洪:

①检查患肢情况时,需要脱下弹力袜,每班均需检查患者皮肤情况,观察双下肢皮肤的颜色、温度及足背动脉搏动情况等,特别是足跟、踝部及袜口处,可用温水擦拭双下肢。②检查弹力袜是否穿着平整、有无下滑或穿戴方式不正确等情况。③当患者出现水肿或术后肢体肿胀时,应重新测量腿围,并更换弹力袜。④如患者下肢皮肤出现斑纹、水泡或者变色,尤其是足跟或骨隆突部位,或患者感觉不适、疼痛,应停止使用弹力袜。

护士长:

讲得很好,除了踝泵运动和弹力袜这两种物理预防措施,我们还可以借助哪些机器来预防DVT? 尤其是对于昏迷的重症患者,我们应该怎么做?

主管护师小虞:

我们还可以请康复科医生会诊,请康复科技师使用气压泵和足底泵帮助患者做患肢物理治疗。但如果是儿童患者,或是脚部患有急性炎症或化脓性炎症,以及骨折、皮肤损伤、外周动脉性疾病和深静脉血栓的患者,则不建议使用气压泵;如果患者有严重的主动脉瓣关闭不全、主动脉瘤及夹层动脉瘤、心律不齐、使用置入式电子装置(如起搏器)、肢体有深静脉血栓且在急性期(一般确诊14天内),或者为孕妇、患镰状细胞疾病或预计会发生损害的患者、有严重凝血功能障碍的患者,则要根据临床评价来考虑是否进行治疗。这是因为如果有血肿形成的风险,就不建议患者使用足底静脉泵。足底静脉泵适用于周围血管疾病(包括动脉硬化性肢体血管狭窄、血栓闭塞性脉管炎和下肢水肿)、腰肌劳损、截瘫、手术后周围神经的再生及功能恢复、外伤后恢复期的患者。一般一天治疗两次,根据患者的病情和治疗需要而定。

护士长:

一般预防措施、物理预防措施和机械预防措施是预防DVT的主要措施,那对于深静脉血栓中高危患者,需要使用药物预防吗?

主管护师小邢：

药物预防是深静脉血栓中高危患者有效的干预措施，主要是使用抗凝药物。目前，我们常用的抗凝药物有低分子量肝素、普通肝素、华法林和沙伐他班等，主要的给药途径有静脉给药、皮下注射、肌肉注射和口服给药等。

实习护士小孙：

老师，使用抗凝药物，我们需要做好哪些护理？如何对患者的病情进行观察？因为我觉得抗凝治疗可能会导致出血，不知道对不对？

主管护师小邢：

你说得很对。抗凝药物有阻止血液凝结的效果，但如果使用不当，也会存在出血的风险，反而不利于疾病的恢复。所以，我们在使用抗凝药物的时候，需要做好以下护理措施：①定时监测凝血功能指标，包括凝血酶原时间、活化部分凝血酶时间、纤维蛋白含量等。②用药期间观察患者有无出血倾向，如皮肤有无瘀血、瘀斑；口腔、牙龈、鼻腔有无出血；注射部位、切口及各种穿刺部位有无出血；有无血尿及黑便；引流液性质及量。③有无头痛、恶心、呕吐、意识障碍等脑出血症状。④一旦发现脑出血等并发症，立即向医生汇报。

护士长：

刚才我们了解了如何预防 DVT 的发生。那如果确诊了 DVT，我们要采取什么护理措施？

主管护师小高：

确诊 DVT 后我们采取的护理措施有：①上述的一般预防措施同样适用。②DVT 急性期（发病后 10～14 天），患者需绝对卧床休息，抬高患肢 20°～30°，制动，严禁按摩、热敷、理疗，防止栓子脱落。③嘱患者勿用力排便，以免栓子脱落引发肺栓塞等严重并发症。④密切观察患肢肿胀程度（每班测量患者腿围），测量部位为髌骨上缘 10cm 及髌骨下缘 15cm。⑤积极监测患者皮肤温度、色泽和足背动脉搏动情况。

实习护士小王：

老师，还有其他可以消除血栓的方式吗？

主管护师小杨：

如果发生血栓，我们首先要向医生汇报，医生会采取相应的治疗，比如溶栓治疗。

实习护士小王：

老师，如果医生评估患者病情后准备溶栓，那我们需要做什么？

主管护师小郁：

遵医嘱药物溶栓，常用的药物有尿激酶、链激酶等。静脉药物溶栓时首选患肢静脉，我们要做的溶栓护理措施有：①静脉穿刺时止血带不宜捆扎过紧，最好选择静脉留置针，减少注射次数，拔针时局部按压5～10min。②药物现用现配，定时监测凝血功能等相关指标。③用药后每2h，观察患肢色泽、温度、感觉及足背动脉搏动情况。④用药期间观察患者有无出血倾向，如皮肤有无瘀点、瘀斑；口腔、牙龈、鼻腔有无出血；注射部位、切口及各种穿刺部位有无出血；有无血尿和黑便；引流液的性质和量；有无头痛、恶心、呕吐、意识障碍等脑出血症状。⑤用药后，患肢仍高度肿胀、皮肤苍白或暗紫色，皮温降低，足背动脉搏动消失，发生股青肿或股白肿，需立即向医生汇报。⑥患者溶栓后不宜过早下床活动，患肢不能过冷、过热，以避免部分溶解的血栓脱落，造成肺栓塞。

护士长：

如果药物溶栓还不能解决问题，那还有其他的处理措施吗?

【主管护师小范:】

有,其他治疗DVT的方法有:介入导管溶栓、血栓抽吸、下腔静脉滤器置入和手术取栓等。

【实习护士小贺:】

老师,我刚刚听到了介入导管溶栓,什么是介入导管溶栓?

【护师小张:】

介入治疗,全称为经皮冠状动脉介入治疗(PCI),这是介于外科与内科治疗之间的一种新兴的治疗方法,它是在不暴露病灶的情况下,在患者外周血管上做直径为几毫米的微小通道,或在影像设备(血管造影机、透视机、CT、磁共振成像及超声)的引导下,经人体原有的管道,对病灶局部进行治疗的创伤最小的方法。

【实习护士小贺:】

介入导管溶栓有什么特别的护理措施吗?

主管护师小韦：

介入导管溶栓治疗时，应注意以下护理措施：①介入治疗时，穿刺处用一次性压迫器压迫12h，制动24h。②观察患者是否有胸痛、胸闷及呼吸方式变化等症状，预防血胸或气胸的发生。③指导患者多饮水，促进造影剂的排泄。④在介入导管溶栓时，导管要固定稳妥，用加压胶布妥善固定导管，防止其滑脱。⑤在导管穿刺处做好导管标识，记录外露长度。⑥观察穿刺处敷料有无渗血。⑦在溶栓导管和导管鞘连接口使用正压肝素帽，排空药液中空气，紧密连接注射器乳头，可有效防止漏液及空气栓塞。⑧按医嘱定时、定量输注溶栓药物。⑨微泵上的药液标签要注明起始时间，每30～60min巡视一次，观察微量泵性能是否完好，输注管路是否通畅，并告知患者及其家属应注意的事项。⑩拔出导管时，局部加压包扎24h，防止穿刺处出血、血肿形成。

护士小吴：

老师，我刚刚还听到了血栓抽吸，这个是怎么操作的？需要如何护理？

护师小洪：

当医生用仪器抽吸血栓时，我们护士需要在旁协助、配合,密切观察患者的生命体征、面色,倾听患者主诉,监测血氧饱和度、血流动力学变化,使患者血压维持在110/70mmHg左右,如波动较大,应立即通知医生处理;观察患者尿液的颜色、性状、量和尿比重的变化,记录液体出入量。若发现血尿,则考虑溶血,需立即通知医生处理;遵医嘱予补液、碱化尿液及采集血标本(检查肝、肾功能)等处理,动态观察变化并做好记录;密切监测血红蛋白浓度变化。血栓抽吸的具体操作方法如下:6F的Solent导管,抽吸力为60mL/min,失血量为30mL/min。若发生血栓全堵病变,抽吸8min,失血量为240mL。若发生半堵病变,抽吸4min,失血量为120mL。

护士长:

刚刚还听到下腔静脉滤器置入,这种方法不推荐常规应用。对于有抗凝禁忌证或有并发症,或充分抗凝治疗下仍发生肺栓塞者,可以使用该方法。穿刺处用一次性压迫器压迫12h,制动24h;观察穿刺部位有无出血、肿胀,每2h观察穿刺侧足背动脉搏动情况、皮温等;观察皮肤、黏膜有无出血点,有无牙龈出血、鼻出血等;观察生命体征、血氧饱和度变化及有无胸闷、呼吸困难、发绀等症状,防止栓子脱落造成肺栓塞。还有最后一种治疗血栓的方法——手术取栓,手术取栓的适应证是什么?

主管护师小鲁：

手术取栓的适应证有：①深静脉血栓并发股青肿。②发病7日内的中央型或混合性DVT患者，且全身情况良好，无重要脏器功能障碍。

实习护士小张：

手术取栓的术前和术后护理工作有哪些？

主管护师小陈：

手术取栓，术前需要做到以下几点。

（1）做好个性化心理护理，向患者讲解手术必要性及术后效果。

（2）绝对卧床，抬高患肢20°～30°；患肢禁止按摩、热敷、针刺或挤压；患者床上活动时避免动作幅度过大；多饮水（饮水量在2000mL以上），保持大便通畅，避免采用屏气用力的动作，以防止血栓脱落。

（3）合理饮食，告知患者进高蛋白质、低脂肪及富含纤维素的食物，如新鲜水果、蔬菜、鱼等；嘱患者戒烟、戒酒；穿宽松衣服，防止静脉压升高。

（4）观察患者生命体征，看是否出现胸痛、咳嗽、呼吸困难、脉搏加快等症状，如出现上述情况，应立即告知医生，并及时进行处理,密切观察患者患肢颜色、皮温、足背动脉搏动情况并进行记录。

（5）患者术前若出现肢体疼痛,可遵医嘱给予止痛药物。

（6）完善术前常规检查,包括血标本检查、心肺功能的评估等;训练患者在床上大小便,以满足术后卧床和制动的需要。

（7）术前建立静脉通道,尽量选择上肢血管,避开下肢血管,尽可能一次穿刺成功。

护师小李：

手术取栓,术后护理需要做到以下几点。

（1）遵医嘱给予吸氧、心电监护、氧饱和度监测及抗凝、溶栓治疗,卧床期间加强基础护理。

（2）患者需绝对卧床休息,抬高患肢$20°\sim30°$,膝关节屈曲$15°$,膝下避免垫硬枕。

（3）嘱进食易消化、富含纤维素的饮食,保持大便通畅。

（4）术后服用抗凝药华法林期间,告知患者少食维生素K含量高的食物,如猪肝、蛋黄、豆类、胡萝卜、西兰花、绿叶蔬菜(菠菜、生菜、包心菜)、苹果等。

（5）嘱患者用软毛牙刷刷牙,防止牙龈出血。

（6）做好出血及皮下血肿等并发症的预防工作:①观察弹力绷带包扎情况,注意包扎部位以下的皮肤颜色、温度及有无瘀斑,以免包扎过紧造成皮肤缺血坏死。②观察患肢远端动脉搏动情况。③注意有无胸闷、胸痛及呼吸方式的改变,警惕血胸、气胸形成。

护士长:

患者的配合也很重要,因为预防DVT是一项长期的工作。患者在出院时,我们还需要对其做好出院指导。谁来总结一下DVT患者的出院指导及健康教育?

主管护师小方:

教会患者以下自我预防措施:①改善生活方式和饮食习惯;②多饮水;③加强运动,继续坚持主动和被动运动,避免久坐、久蹲和久站;④正确使用弹力袜。

告知患者进行以下自我监测:下肢是否出现肿胀、酸痛等症状;若出现头痛、头晕、呼吸困难、咳嗽、咳痰、咯血等症状,应立即来院就诊。

护士长:

好的,大家都回答得非常好,非常全面。今天我们查房就到此结束。通过今天的查房,我们对深静脉血栓的发病原因、危险因素、发病机制、临床表现、预防措施、干预措施和健康宣教都进行了学习,希望大家能学以致用,在以后的工作中,给予患者更好的观察和护理。

(洪 都 张佩君 赵晓芳)

·········· 参考文献 ··········

[1]中华医学会骨科学分会.中国骨科大手术静脉血栓栓塞症预防指南[J].中华骨科杂志,2016,36(2):65-71.

[2]李静.Caprini风险评估模型在预测静脉血栓栓塞风险中的应用进展[J].中华现代护理杂志,2017,15(23):2074-2076.

[3]汪牡丹,成守珍,刘润忠.ICU患者深静脉血栓形成风险评估指标的初步研究[J].护理学杂志,2013,3(28):15-18.

[4]Guyatt G H,Akl E A,Crowther M,et al. Executive summary:antithrombotic therapy and prevention of thrombosis,9th ed:American College of Chest Physicians evidence-based clinical practice guidelines [J]. Chest,2012,141(2 Suppl):7S-47S.

[5]Konstantinides S,Torbicki A,Agnelli G,et al. 2014 ESC guidelines on the diagnosis and management of acute pulmonary embolism [J]. Kardiologia Polska,2014,72(11):997-1053.

[6]Arcelus J I,Candocia S,Traverso C I,et al. Venous thromboembolism prophylaxis and risk assessment in medical pa-

tients [J]. Seminars in Thrombosis and Hemostasis, 1991, 17(3) Suppl: 313-318.

[7] Pannucci C J, Bailey S H, Dreszer G, et al. Validation of the caprini risk assessment model in plastic and reconstructive surgery patients [J]. Journal of the American College of Surgeons, 2011, 212(1): 105-112.

[8] Pannucci C J, Barta R J, Portschy P R, et al. Assessment of postoperative venous thromboembolism risk in plastic surgery patients using the 2005 and 2010 Caprini Risk score [J]. Plastic and Reconstructive Surgery, 2012, 130(2): 343-353.

[9] Gharaibeh L, Albsoul-Younes A, Younes N. Evaluation of VTE prophylaxis in an educational hospital: Comparison between the institutional guideline (caprini 2006) and the ACCP guideline (ninth edition) [J]. Clim Appl Thromb Hemost, 2016, 22(7): 627-632.

[10] Jeong H S, Miller T J, Davis K, et al. Application of the caprini risk assessment model in evaluation of non-venous thromboembolism complications in plastic and reconstructive surgery patients [J]. Aesthetic Surgery Journal, 2014, 34(1): 87-95.

[11] Zhou H X, Tang Y J, Wang L, et al. Validity of caprini risk assessment model in identifying high venous thromboembolism risk patients among hospitalized medical patients [J]. Zhong-

hua Yi Xue Za Zhi，2013，93（24）：1864-1867.

　　［12］Autar R. Nursing assessment of clients at risk of deep vein thrombosis（DVT）：The Autar DVT scale［J］. Journal of Advanced Nursing，1996，23（4）：763-770.

　　［13］Buyukyilmaz F，Sendir M，Autar R，et al. Risk level analysis for deep vein thrombosis（DVT）：A study of Turkish patients undergoing major orthopedic surgery［J］. J Vasc Nurs，2015，33（3）：100-105.

案例九　肝硬化

【查房内容】肝硬化患者的病情观察、护理要点及安全防范
【查房形式】三级查房
【查房地点】ICU病房

护士长：

　　肝硬化是由不同病因长期作用于肝脏而引起的慢性进行性、弥漫性肝病的终末阶段。该疾病是在肝细胞广泛坏死的基础上，肝脏纤维组织弥漫性增生，从而形成再生结节和假小叶，导致肝小叶正常结构和血液供应遭到破坏。随着病

变逐渐进展,患者晚期出现肝功能衰竭、门静脉高压及其他多种并发症,死亡率高。在我国,肝硬化是消化系统常见病,会造成严重后果。肝硬化的年发病率为17/10万,主要累及20～50岁男性。城市中50～60岁男性肝硬化患者的病死率高达112/10万。今天我们就组织一次关于肝硬化的教学查房,观察、分析并讨论肝硬化患者的病情、护理要点及安全防范措施。首先请责任护士小陈汇报病史。

责任护士小陈:

6床患者陈先生,59岁。因"上消化道出血、酒精性肝炎后肝硬化失代偿期、食管静脉曲张(重度)、胃窦多发溃疡、慢性浅表性–萎缩性胃炎"收入我科。患者入院前8h,因吃硬食而出现呕血,血液为鲜红色,血量约为500mL,随后呕吐,呕吐物为胃内物伴血丝。患者自诉近期尿色加深,胃纳减退,无头痛、头晕,无胸闷、气促,无皮肤瘙痒,无腹痛、腹泻、腹胀等不适,遂至我院急诊。查肝功能示:谷氨酸氨基转移酶(ALT)21.0IU/L,天冬氨酸氨基转移酶(AST)25.0IU/L;血常规示:白细胞计数10.0×10^9/L,红细胞计数3.57×10^{12}/L,血红蛋白110g/L;凝血酶原时间15.4s。患者被诊断为上消化道出血,予氨甲环酸针、血凝酶针、生长抑素针、泮托拉唑针等药物进行止血、补液、制酸等治疗。现为求进一步治疗收入我科。患者既往每日摄入高浓度白酒约250mL,饮酒史有18

年,2年前检查发现肝硬化,未进行治疗。

3月19日患者入科时神志清,精神软,腹部膨隆,面色、口唇、甲床苍白,偶有头晕,存在恐惧、焦虑,GCS评分15分。肝功能示:ALT 28.0IU/L, AST 25.0IU/L;血常规示:白细胞计数 $4.7×10^9$/L,红细胞计数 $3.15×10^{12}$/L,血红蛋白97g/L;凝血酶原时间16.5s;血氨73μg/mL。

3月20日患者出现呕血,出血量约为2000mL。即刻使患者头偏向一侧,及时清理口腔内血液,并快速静脉补液1000mL;同时采取经口气管插管,呼吸机辅助呼吸;利用三腔二囊管(外露44cm)压迫止血;胃管接胃肠减压。

3月21日予患者内镜下食管静脉曲张尼龙圈密集结扎术,拔除三腔二囊管。术后查血常规示:血红蛋白97g/L。

3月22日复查肝功能示:ALT 1432IU/L, AST 1535IU/L;血常规示:白细胞计数 $9.1×10^9$/L,红细胞计数 $3.1×10^{12}$/L,血红蛋白91g/L。患者经内镜下止血后,未再出现呕血,遂予拔除气管插管。

今日复查血常规示:白细胞计数 $8.6×10^9$/L,红细胞计数 $3.18×10^{12}$/L,血红蛋白95g/L;凝血酶原时间14.6s。

护士长:

谢谢小陈护士如此详细的病史汇报。从病史汇报得知,这是一个肝硬化失代偿期的患者,并且已经出现多处其他脏器并发症。大家知道肝硬化的病因有哪些吗？这位患者是哪种疾病引起的肝硬化？

护师小张：

肝硬化的病因如下。

（1）病毒性肝炎：乙型、丙型和丁型肝炎病毒所引起的肝炎均可进展为肝硬化。大多数患者经过慢性肝炎阶段，会逐渐演变为肝硬化；急性或亚急性肝炎如有大量肝细胞坏死和纤维化，可以直接演变为肝硬化。

（2）慢性酒精性肝病。

（3）非酒精性脂肪性肝病。

（4）长期胆汁淤积。

（5）药物或毒物：长期服用对肝脏有损害的药物，如对乙酰氨基酚、甲基多巴等，或长期反复接触化学毒物如砷、四氯化碳等，均可引起药物性或中毒性肝炎，最后会演变为肝硬化。

（6）肝脏血液循环障碍。

（7）遗传和代谢性疾病。

（8）自身免疫性肝病。

（9）血吸虫病。

（10）隐源性肝硬化。

根据该患者的酗酒史、检验结果等分析，患者应该属于慢性酒精性肝病所引起的肝硬化。

护士长：

嗯，小张回答得很好。我国一半以上的肝硬化是乙肝病毒引起的。慢性乙型肝炎演变为肝硬化的年发生率为0.4％～14.2％。病毒持续存在、中到重度的肝脏坏死炎症以及肝脏纤维化是演变为肝硬化的主要原因。在我国，由慢性酒精性肝病引起的肝硬化较为少见（约10％），但近年来有升高趋势。长期大量饮酒可导致肝硬化。对于患者病因的分析，大家都同意吗？或者有什么补充吗？

主管护师小胡：

同意，我也认为该患者的肝硬化是慢性酒精性肝病引起的。该患者有饮酒史18年，每日摄入高浓度白酒约250mL，且患者无家族传染病史。

护士长：

嗯，补充得很好。护理查房有助于我们建立评判性思维，提高我们对病情的观察能力，以及预见病情发展的能力。能够观察到病情的变化，预见病情的发展，就可及时采取相应的措施，使护理质量进一步提升。那么，请问主管护师小虞，对于该患者应重点观察的病情有哪些？

主管护师小虞：

　　肝硬化患者普遍存在的症状：食欲减退、乏力、腹胀、腹痛、腹泻、体重减轻、出血倾向，以及内分泌系统失调的相关症状。除了上述这些，我们还要注意观察有无出现以下5种并发症。

　　（1）食管–胃底静脉破裂出血：本病例中的患者即为急性出血，发生呕血、黑便，病情严重者甚至会休克。

　　（2）自发性细菌性腹膜炎：住院的腹水患者中自发性细菌性腹膜炎的发生率为10%～30%，常表现为短期内腹水迅速增加，使用利尿药仍无反应，伴腹泻、腹痛、腹胀、发热，腹壁压痛和反跳痛。少数患者伴血压下降、肝功能恶化或门体分流性脑病加重。

　　（3）肝肾综合征：在顽固性腹水基础上，患者出现少尿、无尿以及恶心等氮质血症的临床表现，常伴黄疸、低蛋白血症、肝性脑病。临床分为两种类型：Ⅰ型，急性进展性肾功能损害，2周内肌酐成倍上升；Ⅱ型，缓慢进展性肾功能损害。

　　（4）肝性脑病：由肝功能严重失调或障碍所致，以代谢紊乱为主要特征的中枢神经系统功能失调综合征。临床表现主要有扑翼样震颤、谵妄，甚至昏迷。

　　（5）门静脉血栓形成：发生率为10%～25%，大多在筛查时被发现。43%的门静脉血栓是缓慢形成的，无明显临床症状;38％的门静脉血栓患者会出现食管静脉或门脉高压性胃病出血;18％的门静脉血栓患者可出现剧烈腹痛,而70％的腹痛患者会发生小肠梗死。

护士长:

小虞回答得很到位。那么,该患者有哪些护理问题?

护师小赵:

该患者存在的护理问题有以下几个方面。①营养失调,营养供应量低于机体需要量:与肝硬化所致的摄食量少、营养吸收障碍有关。②体液过多,发生水肿、腹水:与肝硬化所致的门脉高压、低蛋白血症及水钠潴留有关。③有发生感染的危险:与机体抵抗力低下有关。④潜在并发症:上消化道出血、肝性脑病、功能性肾衰竭。⑤活动无耐力:与肝硬化所致的营养不良有关。⑥疾病知识缺乏:缺乏肝硬化疾病相关知识。

护士长:

嗯,小赵回答得很好,还有谁要补充吗?

护士小丰:

我认为这个患者还存在焦虑,这与患者担心疾病的预后有关。

护士长:

嗯,小丰补充得很好。患者发病后往往会出现情绪低落、意志消沉,再加上有出血症状,患者容易产生恐惧、紧张等负面情绪。这个时候,我们还要注意患者有没有发生谵妄。小杨你回答一下,如何评估谵妄,何时评估?

护士小杨:

现在通用的谵妄评估量表有两种,一种是重症监护室意识模糊评估表(CAM-ICU),一种是重症监护谵妄筛查量表(ICDSC)。我们科室目前使用的是后者(见表2)。

表2 ICDSC

1. 意识变化水平(如果为A或者B,该期间暂时终止评价)
   A. 无反应(0分)
   B. 对于强刺激和重复刺激才有反应(0分)
   C. 对于轻中度刺激有反应(1分)
   D. 正常清醒(0分)
   E. 对于正常刺激产生过度反应(1分)

(以下7项,有则评1分,无则0分)
2. 注意力不集中
3. 定向力障碍
4. 幻觉-幻想性精神病状态
5. 精神运动型激越或障碍
6. 不适当的言语或情绪
7. 睡眠-觉醒周期失调
8. 症状波动

总分:_____

谵妄评分的分数越高越危险,并且当患者病情发生变化时,我们也要及时评估,并向医生汇报。

护士长:

嗯,回答得很全面。现在越来越多的循证医学证据表明,心理护理能够改善患者的心理状况,减轻患者的负面情绪,提高患者的生活质量,值得在临床中普遍推广。那对于这位患者已出现的护理问题,应该采取哪些护理措施? 小叶,你来回答一下。

护师小叶:

可以采取的护理措施有以下几点。

(1) 代偿期患者可参加轻体力活动,避免过度疲劳。失代偿期患者应卧床休息。

(2) 饮食护理应提供高热量、高蛋白质、高维生素、易消化的食物,忌酒,避免食用粗糙、尖锐或刺激性食物。根据患者病情变化,及时更改饮食,如对血氨偏高者,应限制或禁止蛋白质的摄入量,待患者病情好转后,再逐渐增加蛋白质的摄入量;对于有腹水者,应给予低盐或无盐饮食,每日进水量限制在1000mL左右。对于剧烈恶心、呕吐的患者及进食甚少或不能进食者,可遵医嘱给予肠外营养。

(3) 腹水患者的护理。①轻度腹水者可采取平卧位,以增加肝、肾血流量；大量腹水者可取半卧位，以使横膈下降，减轻呼吸困难症状。②腹水患者多伴皮肤干枯粗糙、浮肿、瘙痒，抵抗力弱，应做好皮肤护理，每日可用温水擦浴。衣着宜宽大柔软、易吸汗，床铺应平整洁净。患者应定时变换体位，以防发生压疮。皮肤瘙痒者可给予止痒处理，嘱患者勿用手抓挠，以免皮肤破损引起感染。③腹腔穿刺放腹水患者的护理。术前向患者解释操作过程及注意事项，测量患者体重、腹围，监测患者生命体征，嘱患者排空膀胱以免误伤；术中及术后监测患者生命体征，观察患者有无不适反应；术后用无菌敷料覆盖穿刺部位，并观察穿刺部位是否有溢液。术毕，应缚紧腹带，防止腹穿后腹内压骤降；记录抽出腹水的量、性质和颜色，并及时将标本送检。

（4）严密监测患者的病情、生命体征、尿量等情况，注意观察有无呕血、黑便，保持排便通畅，观察有无精神行为异常表现。若出现异常，应及时报告给医生，以便采取紧急措施。

（5）行心理护理的人员应理解和同情患者，适时给予患者关心，鼓励患者倾诉自己的感受，对患者所提出的疑问耐心解答，使其树立起战胜疾病的信心和勇气。

（6）评估患者当前的活动程度，活动和休息的方式；给患者提供舒适安静的环境，注意保暖；卧床休息直至血止，保证充足的睡眠和休息；与患者共同制定活动计划，逐渐提高患者活动耐力。

（7）给患者及其家属做好疾病宣教工作。

（8）皮肤护理。评估皮肤受压程度,保持皮肤清洁、干燥,保持床单整洁。

护士长：

上消化道出血是肝硬化患者的常见并发症之一,多因胃底、食管静脉曲张破裂所致,患者出血量较大,病情凶险,易致死。因此,临床上应予以及时、有效地止血处理,以控制患者的病情。那么,对于肝硬化患者的上消化道出血,我们常见的止血主要措施有什么?

护师小洪：

关于肝硬化患者上消化道出血的治疗方法有很多,具体包括以下三种治疗方法。

第一,药物治疗。近年来,用于治疗上消化道感染的主要药物有质子泵抑制剂(奥美拉唑)、H_2受体拮抗剂(西咪替丁),还有就是止血药和生长抑素。

第二,通过三腔二囊管压迫止血。

第三,在内镜直视下止血和手术治疗。常见的手术治疗方法有门体静脉断流术、脾肾静脉分流术和介入治疗。

护士长：

　　生长抑素是临床治疗肝硬化合并上消化道出血患者的常用药物,谁来回答一下,在上消化道大出血中,该如何应用生长抑素?

护士小徐：

　　生长抑素可选择性地收缩血管,减少静脉血流总量,降低静脉压力;同时,还可抑制胃酸、胃泌素的分泌总量,增强抑酸作用,提高血 pH;并可使血小板易于聚集,并为出血部位的黏膜修复和愈合营造良好条件,从而加快止血速度。生长抑素在静脉注射后 1min 内起效,15min 内即可达峰浓度,半衰期约为 3min,有利于早期迅速控制急性上消化道出血。

　　生长抑素的使用方法:首剂量 250μg,快速静脉滴注(或缓慢推注)。继以 250μg/h 静脉泵入(或滴注),疗程为 5 天。对于高危患者,选择高剂量(500μg/h)生长抑素持续静脉泵入或滴注,在改善患者内脏血流动力学、控制出血和提高存活率方面均优于常规剂量。对难以控制的急性上消化道出血,可根据病情情况,重复 250μg 冲击剂量快速静脉滴注,最多可使用 3 次。

护士长：

三腔二囊管可有效控制出血，但复发率高，可发生吸入性肺炎、气管阻塞等并发症，因此这一措施是遇到药物难以控制的大出血时采取的急救措施，为内镜或介入手术止血创造条件。在使用该方法时，有什么注意事项？

护士小张：

三腔二囊管压迫止血的护理要点如下。

（1）插管前的护理检查：三腔二囊管有无漏气，确保胃管、食管囊管、胃囊管通畅。

（2）插管配合与护理：经鼻腔插管至65cm深处；胃管囊注气150～200mL，压力约为6.7kPa（50mmHg）；食管囊注气约为100mL，压力约为5.3kPa（40mmHg）；管外端以绷带或尼龙绳连接0.5kg沙袋；胃管连接负压吸引器，定时抽吸，观察出血是否停止。

（3）留置三腔二囊管的护理：①测压，以防压力不足未能止血，或压力过高会引起组织坏死。②防窒息：若胃囊充气不足、气囊破裂，使得食管囊上移，阻塞气道，应密切观察有无突然发生呼吸困难或窒息。③气囊放气：气囊加压12～24h应放松牵引，放气20～30min，以防止食管–胃底黏膜受压过久而致糜烂、坏死。

（4）口腔护理：保持口腔清洁，无异味。

（5）心理护理：解释治疗方法、目的和过程，安慰和鼓励患者。

（6）压迫时间一般以72h为限，继续出血者可适当延长。

（7）拔管护理：出血停止后，放出囊内气体，继续观察24h仍无出血。拔管前，口服液体石蜡20～30mL，抽尽囊内气体，以缓慢、轻巧的动作拔管。

护士长：

内镜检查在上消化道出血的诊断、危险分层和治疗中有重要作用。在出血12～24h内，可进行胃镜检查，这是诊断食管-胃静脉曲张破裂出血的可靠方法。根据小陈汇报的病史，该患者已接受内镜下食管静脉曲张尼龙圈密集结扎术。那么，患者食管-胃静脉曲张破裂出血是否得到了控制？

主管护师小范：

在药物治疗或内镜治疗超过2h后未出现呕吐新鲜血液，亦无鼻胃管吸出超过100mL新鲜血液的情况；未发生失血性休克；未输血情况下，在任意24h期间，血红蛋白未下降30g/L（红细胞压积降低约9％）。这三种情况说明该患者目前食管-胃静脉曲张破裂出血已得到有效控制，不过仍要密切观察有无迟发性再出血，所谓迟发性再出血是指出血控制6周后出现活动性出血。

护士长

　　肝性脑病是一种由于急、慢性肝功能严重障碍或各种门静脉-体循环分流(以下简称门-体分流)异常所致的,以代谢紊乱为基础的严重程度不同的神经精神异常综合征。那么,引起肝性脑病的主要原因是什么？该患者是否发生了肝性脑病？若发生了肝性脑病,该患者的肝性脑病属于哪一期？

护师小陈:

　　常见肝性脑病的诱发因素包括消化道出血、感染(特别是自发性腹膜炎、尿路感染和肺部感染)、电解质和酸碱平衡紊乱(如脱水、低血钾、低血钠)、大量放腹水、过度利尿、进食蛋白质过多、便秘、经颈静脉肝内门体静脉分流术或使用安眠药等镇静类药物。

　　目前,肝性脑病的分级以 West-Haven 分级标准应用最广泛,该分级将肝性脑病分为 0 至 4 级。

　　0级:没有可觉察到的人格或行为变化,无扑翼样震颤。

　　1级:轻度认知障碍、欣快或抑郁、注意力集中时间缩短、加法计算能力降低,可引出扑翼样震颤。

　　2级:倦怠或淡漠、轻度定向异常(时间和空间定向)、轻微人格改变、行为错乱、语言不清、减法计算能力异常,容易引出扑翼样震颤。

3级：嗜睡到半昏迷，但是对语言刺激有反应，意识模糊、有明显的定向障碍，扑翼样震颤可能无法引出。

4级：昏迷（对语言和强刺激无反应）。

该患者血氨虽较正常值高，但尚未出现肝性脑病。

护士长：

嗯，小陈回答得很全面，那么如何对该患者进行健康宣教？

护士小潘：

对该患者可行的健康宣教如下。

（1）对患者进行疾病知识指导，使其保持心情舒畅，嘱进食易消化的食物，忌酒，预防感染。

（2）嘱患者注意休息，保证充足的睡眠。

（3）注意进行皮肤护理。

（4）嘱患者遵医嘱用药。

（5）定期复查肝功能、血常规、超声、电解质等，及时发现上消化道出血、肝性脑病的早期症状。

护士长：

安全是高质量护理的基础，也是优质护理服务的关键，因为安全直接关系到患者的生命安危，所以我们一定要有高度的责任意识,做好安全防范工作。今天的教学查房就讨论到此,希望大家通过本次教学查房,能够掌握观察肝硬化患者病情的方法、术后监护的要点和安全防范措施,并能够在工作中有效地协助医生及时发现患者病情变化,从而更好地完成救治工作,提高护理质量。

(陈洁琼　王　娴)

参考文献

[1]丁惠国.肝硬化的病因[J].北京医学,2011,33(3):272-276.

[2]马艳环.优质护理服务模式在肝硬化合并上消化道出血的患者中的应用效果[J].国际护理学杂志,2015,5(5):643-645.

[3]许丽英.生长抑素治疗上消化道出血的临床护理评价[J].中国卫生标准管理志,2017,8(15):131-133.

[4]中国医生协会急诊医生分会.急性上消化道出血急诊诊治流程专家共识[J].中国急救医学,2015,35(10):865-873.

[5]中华医学会肝病学分会,中华医学会消化病学分会,中华医学会内镜学分会.肝硬化门静脉高压食管胃静脉曲张

出血的防治指南[J]. 中华内科杂志,2016,55(1):57-72.

　　[6]中华医学会消化病学分会,中华医学会肝病学分会.中国肝性脑病诊治共识意见[J]. 中华肝脏病杂志,2013,21(9):641-651.

　　[7]Luy, Loffroyr, Lau J Y, et al. Multidiscip linary management strategies for acute non-varicealupper gastrointestinal bleeding[J]. Br J Surg, 2014,101(1): e34-50.

　　[8]Khamaysi I, Gralnek I M. Acute upper gastrointestinal bleeding(UGIB)initial evaluation and management[J]. Best Pract Res Clin Gastroenterol, 2013, 27(5): 633-658.

案例十　脑动脉瘤介入术后

【查房内容】脑动脉瘤介入术后护理
【查房形式】三级查房
【查房地点】ICU 病房

护士长:

　　近期我科收治了多例脑动脉瘤介入术后的患者,今天我们以其中一位患者为例,来学习脑动脉瘤介入术后护理的相关内容。患者赵阿姨自发病以来,神志清楚,积极配合治疗,目前病情稳定。接下来我们结合理论知识,进行讨论和学习。首先请责任护士小乐汇报一下病史。

责任护士小乐:

患者赵阿姨,51岁,于12h前无明显诱因下突发头晕,主要部位为颈项部,伴一过性意识丧失,持续时间约10min。患者当时无呕吐,无四肢抽搐,无大小便失禁,无偏瘫失语,无精神异常,无意识障碍,无口吐白沫,无呼之不应,遂被家人送至当地医院。查头颅CT示:蛛网膜下腔出血。遂予血凝酶、酚磺乙胺针等止血治疗。经治疗后,患者头痛未见缓解,无呕吐,家人为求进一步治疗送至我院急诊。急诊行脑动脉CT血管造影(CTA)示:①左侧大脑中动脉水平段动脉瘤考虑,建议必要时行数字减影血管造影(DSA)检查。②蛛网膜下腔出血,建议随访复查。2017年11月7日急诊拟"蛛网膜下腔出血"收住入院。

患者入科以来,予重症监护,心电监护,吸氧。患者诉头部持续胀痛,疼痛数字评分量表(NRS)评分4分,属于急性疼痛,遂向患者宣教关于疼痛的注意事项。与患者沟通后,予曲马多针0.1g临时肌注,以控制疼痛。11月8日晚,在完善术前检查后,患者在全麻下行"颅内动脉瘤栓塞术"。术后返回监护病房,患者神志清楚,GCS评分15分(睁眼反射:自动睁眼4分；语言反应：回答正确5分；运动反应：可按要求活动6分）。精神软，言语清晰，NRS评分0分，乏力，无明显咳嗽、咳痰，无发热、畏寒、寒战等不适。予鼻导管吸氧，患者双侧瞳孔直径2mm，等大等圆，对光反射灵敏，四肢肌力Ⅴ级，腱反射正常，双侧病理征未引出。

行"颅内动脉瘤栓塞术"后，患者在术后监护室主要存在的护理问题有：①疼痛；②不能舒适地改变体位；③焦虑。针对患者目前存在的主要护理问题，我们采取了以下护理措施：①严密观察患者的症状和生命体征变化，必要时给予止痛药等。②协助翻身，使之取舒适体位。③态度亲切、和蔼，向患者介绍ICU环境、探视制度，并在操作前后主动与患者沟通，说明操作目的、讲解疾病相关知识及各导管留置的作用和注意事项等。

护士长：

责任护士小乐对患者近几日病情汇报得很详细。从病情发展来看，患者于12h前无明显诱因下突发头晕，部位主要位于颈项部，伴一过性意识丧失，最后患者在我院接受"颅内动脉瘤栓塞术"。术后，患者神志清楚，生命体征基本稳定。那么，什么是脑动脉瘤？

护师小潘：

脑动脉瘤是指脑动脉内腔局限性异常扩大，造成动脉壁瘤状突出。这种动脉病变可导致患者残疾或死亡，主要见于40～60岁中年人。颅内动脉瘤多因为脑动脉管壁局部的先天性缺陷和腔内压力增高，引起动脉囊性膨出。脑动脉瘤是造成蛛网膜下腔出血的首位病因。

依据颅内动脉瘤的不同特点，可以将其分为不同类型。

（1）根据病因分类，可以分为先天性动脉瘤、感染性动脉瘤、外伤性动脉瘤和动脉硬化性动脉瘤。

（2）根据形态分类，可以分为囊性动脉瘤、梭形动脉瘤、夹层动脉瘤和不规则型动脉瘤。

（3）根据动脉瘤的大小不同，可以分为小型动脉瘤（直径＜5mm）、中型动脉瘤（直径5～10mm）、大型动脉瘤（直径11～25mm）和巨大形动脉瘤（直径＞25mm）。

到目前为止，动脉瘤发病原因仍然不是十分清楚，目前公认的病因包括以下因素。

1. 先天性因素

一般脑动脉管壁的厚度是身体其他部位同管径动脉壁厚度的2/3，而脑动脉承受的血流量大，尤其在动脉分叉部。脑动脉管壁中层缺少弹力纤维，平滑肌较少；由于血流动力学方面的原因，分叉部是血管最易受到冲击的部位，这与临床上动脉瘤在分叉部发生最多是一致的。管壁的中层有裂隙、胚胎血管的残留、先天动脉发育异常或缺陷都是动脉瘤形成的重要因素。先天动脉发育不良不仅可发展成囊性动脉瘤,也可演变成梭形动脉瘤。

2. 后天性因素

(1) 动脉硬化:动脉壁发生粥样硬化,导致弹力纤维断裂、消失,从而削弱了动脉壁所能承受的压力。动脉硬化造成营养动脉的血管闭塞,使血管壁变性。40~60岁是动脉硬化发展的明显阶段,同时也是动脉瘤的好发年龄,这也说明动脉硬化与动脉瘤的关系密切。

(2) 感染:感染性动脉瘤约占全部动脉瘤的4%。身体各部位的感染都可以以小栓子的形式,经血液播散停留在脑动脉的末支,甚至有少数栓子停留在动脉分叉部。颅底感染、颅内脓肿、脑膜炎等也会使动脉壁由外而内被侵蚀,引起感染性或真菌性动脉瘤。感染性动脉瘤的外形多不规则。

(3) 创伤:颅脑闭合性或开放性损伤、手术创伤会直接伤及动脉管壁或牵拉血管,造成管壁薄弱,形成真性或假性动脉瘤。

(4) 其他:除此之外还有一些极少见的原因,比如肿瘤等也能引起动脉瘤。脑动静脉畸形、颅内血管发育异常和脑动脉闭塞等也可伴发动脉瘤。

动脉瘤发生后,往往会进一步扩大,高血压是导致动脉瘤扩大的一个重要的后天因素。颅内动脉瘤好发于脑底动脉环分叉处及其主要分支。约85%的动脉瘤位于Willis动脉环前半环的颈内动脉系统,即颈内动脉颅内段、大脑前动脉、前交通动脉、大脑中动脉、后交通动脉的后半部。颅内动脉瘤的大小悬殊,直径通常为0.5~2.0cm。动脉瘤的破裂和动脉瘤大小有一定关系,动脉瘤破裂的临界直径为0.5cm。直径超过0.5cm的动脉瘤,其出血机会逐渐增多。

护士长:

脑动脉瘤有什么临床表现?

主管护师小陈:

颅内动脉瘤患者在动脉瘤破裂出血之前,90%的患者没有明显的症状和体征。只有极少数患者因动脉瘤影响到邻近神经或脑部结构而产生特殊的表现。动脉瘤症状和体征大致可分为破裂前先兆症状、破裂时出血症状、局部定位体征和颅内压增高症状等。

1. 先兆症状

40%~60%的动脉瘤在破裂之前会有某些先兆症状,这是因为动脉瘤在破裂前往往有一个突然扩张或局部少量漏血的情况。其中动眼神经麻痹是后交通动脉动脉瘤最有定侧和定位意义的先兆破裂症状。

2. 出血症状

80％～90％的动脉瘤患者是因为动脉瘤破裂出血引起蛛网膜下腔出血才被发现,所以临床上的出血症状以自发性蛛网膜下腔出血的表现最多见。

（1）诱因与起病:有些患者在动脉瘤破裂前通常会有明显的诱因,例如重体力劳动、咳嗽、用力排便、奔跑、酒后、情绪激动、忧虑等。有些患者可以无明显诱因,甚至在睡眠中发病。多数患者是突然发病,且大多以头痛和意识障碍为最常见和最突出表现。

（2）出血引起的神经症状:蛛网膜下腔出血引起的神经症状是脑膜刺激征,临床表现为颈项强直、克氏征阳性。大脑前动脉动脉瘤出血常引起大脑半球的额叶血肿,造成痴呆、记忆力下降、大小便失禁、偏瘫、失语等症状。大脑中动脉动脉瘤出血常引起颞叶血肿,临床常常表现为偏瘫、偏盲、失语及颞叶疝等症状。后交通动脉动脉瘤破裂出血时,可出现同侧动眼神经麻痹等表现。

3. 全身性症状

起病后,患者多会出现暂时性的血压突然升高,一般在数天到3周后恢复正常。多数患者还会出现体温升高,多在38℃左右,一般不超过39℃,体温升高常发生在起病后24～96h,一般在5天～2周内恢复正常。也有患者在发病后1～2天内出现一过性高血压、意识障碍、呼吸困难、急性肺水肿、癫痫,严重者可出现急性心肌梗死(多在发病后第1周内出现)。意识障碍越重,出现心电图异常的概率越高。少数患者可以出现上消化道出血征象,表现为咖啡样呕吐物或柏油样便。

4. 再出血

动脉瘤破裂后还可能会发生再出血,再出血发生率为9.8%～30.0%。据统计,发生再出血的时间通常是在上一次出血后的7～14天,第1周发生再出血的患者占10%,在1年内发生再出血的患者可占11%,3%的患者可于更长的时间间隔后发生再出血。

5. 局部定位症状

动脉瘤破裂前可因直接压迫邻近结构而出现症状。常见的局部定位症状有以下三种。①颅神经症状:这是最常见的局部定位症状之一,以动眼神经、三叉神经、滑车神经和外展神经受累最常见。②视觉症状:这是由于动脉瘤压迫视觉通路引起的。Willis环前半部的动脉瘤可压迫视交叉,而出现双颞侧偏盲或压迫视束引起同向偏盲。③偏头痛:一般典型偏头痛的发生率为1%～4%,并不多见。头痛多突然发生,常为一侧眼眶周围疼痛,多数疼痛呈搏动性,压迫同侧颈总动脉,可使疼痛暂时缓解。

6. 颅内压增高症状

直径>2.5cm未破裂的巨大型动脉瘤或破裂动脉瘤伴有

颅内血肿,可引起颅内压增高。巨大型动脉瘤引起的眼底水肿改变,是颅内压增高视盘水肿所致;破裂出血时引起的眼底水肿,多由蛛网膜下腔出血引起的视盘水肿、视网膜出血所致。

7. 特殊表现

颈内动脉动脉瘤或前交通动脉动脉瘤破裂,患者可出现头痛、双颞侧偏盲、肢端肥大、垂体功能低下等类鞍区肿瘤的表现;个别患者也表现为短暂性脑缺血发作;少数患者在动脉瘤破裂出血后可出现急性精神障碍,表现为急性精神错乱、定向力障碍、兴奋、幻觉、语无伦次及暴躁行为等。

护士长：

脑动脉瘤有轻重的区别,应该如何来区分?

主管护师小陈：

根据患者的临床表现,Hunt 和 Hess 将颅内动脉瘤分为五级,用以评估手术的危险性。① Ⅰ级:无症状或轻微头痛、轻度颈强直。② Ⅱ级:中度至重度头痛,颈强直,除有脑神经麻痹外,无其他神经功能缺失。③ Ⅲ级:嗜睡,意识模糊,或有轻微的灶性神经功能缺失。④ Ⅳ级:木僵,中度至重度偏侧不全麻痹,可能有早期的去皮质强直、自主神经系统功能障碍。⑤ Ⅴ级:深昏迷,去皮质强直,濒死状态。

护士长:

脑动脉瘤破裂是自发性蛛网膜下腔出血的主要原因。脑动脉瘤破裂临床上多以剧烈头痛伴恶心、呕吐为症状突然起病。随着介入技术和材料的发展,脑动脉瘤血管内栓塞疗法已成为目前被认为最有效和安全的治疗手段,动脉瘤闭塞率达70%～100%。我们这位患者也选择了这个方法来进行治疗。但此疗法术中可能有发生动脉瘤破裂的风险,术后可能出现再出血、脑血管痉挛、脑积水、癫痫等风险。那么,介入治疗又是什么?

护士小乐:

介入治疗学又称介入放射学,是近几年迅速崛起的一门将影像诊断和临床治疗融于一体的新兴学科。它是在CT、超声和磁共振等影像设备的引导和监视下,利用穿刺针、导管及其他介入器材,通过人体自然孔道或微小的创口,将特定的器械导入人体病变部位来进行微创治疗的一系列技术的总称。目前该治疗方法已经成为与传统的内科、外科并列的临床三大支柱性学科。

由于介入治疗全程在影像设备的引导和监视下进行,所以能够准确地且直接地到达病变局部,同时又是微小的创口,因此具有准确、安全、高效、适应证广、并发症少等优点,现在已成为一些疾病的首选治疗方法。

实习护士小胡：

刚才老师提到了介入治疗，那现在哪些疾病可以进行介入治疗？

主管护师小杨：

可以进行介入治疗的疾病如下。

（1）内科疾病：比如肿瘤的化疗、血栓的溶栓。介入治疗的优点在于药物可以直接作用于病变部位，不仅可以大大提高病变部位药物浓度，提高疗效，还能减少药物用量，减少药物的全身副作用。

（2）外科疾病：介入治疗的优点在于不需要开刀，无创口或仅需几毫米的皮肤切口，就可完成治疗，创伤小，对机体影响小；大部分患者只要局部麻醉而非全身麻醉即可进行治疗，麻醉风险低；对正常组织的损伤小，患者恢复快、住院时间短；对于不能耐受手术的高龄危重患者或者原本无手术机会的患者，介入治疗也能达到很好的治疗目的。

目前，介入治疗可以分为血管介入技术和非血管介入技术。治疗心绞痛和急性心肌梗死的冠状动脉造影、溶栓和支架置入就是典型的血管介入治疗技术。对于肝癌、肺癌等肿瘤的经皮穿刺活检、射频消融、放射性粒子植入等就属于非血管介入技术。

在血管疾病介入治疗方面有：①治疗血管狭窄和闭塞的经皮腔内血管成形术和血管支架置入术；②治疗动静脉血栓的溶栓治疗；③控制出血、治疗血管畸形、动静脉瘘与血管瘤的栓塞治疗；④预防肺栓塞的下腔静脉滤器；⑤治疗肝硬化门静脉高压的经颈静脉途径肝内门体分流术等。

护士长：

在患者手术前，我们需要做些什么？

护士小潘：

正确评估患者，做好术前宣教，介绍成功的典型病例，消除患者紧张情绪。告知患者及其家属脑动脉瘤介入治疗的重要性和围手术期的注意事项，缓解患者及其家属的焦虑和疑虑，取得患者及其家属的理解和配合。尽量缩短检查中不必要的等待时间，减少移动患者的次数，使患者尽早得到介入治疗；嘱咐患者绝对卧床休息，减少可诱发患者情绪激动的各种因素，给予地西泮、散利痛镇静止痛；若患者意识清醒，可给予少量清淡易消化饮食，保持大便通畅；反复叮嘱患者避免一切增加腹内压的动作，如打喷嚏、用力咳嗽、用力排便等；严密观察患者瞳孔、意识及生命体征的变化，确保呼吸道通畅，血压稳定。完善X线检查、心电图、血尿常规、肝肾功能、出凝血时间和凝血酶原时间等检查项目；清洁会阴及腹股沟区，术前12h禁食，术前4h禁饮；术前6h静脉泵入尼莫地平4mg/h，以扩张血管，预防术中血管痉挛；留置导尿管等。

实习护士小张：

老师，在手术后，我们应该如何护理？

护士小潘：

常规护理要注意以下几点。

（1）返回病房后，嘱咐清醒患者绝对卧床休息24h，去枕平卧6h，术侧下肢制动12h。之后抬高床头15°～30°，这样可以降低颅内压，减轻脑水肿，而又不至于影响脑供血。

（2）持续心电监护和低流量吸氧，严密观察并记录患者的意识状况、瞳孔、肢体活动、生命体征、GCS评分情况，注意有无头疼、头晕、恶心等症状，维持血压稳定（120～130mmHg/80～90mmHg），以增加脑灌注，防止脑组织缺血、缺氧。尤其是对于已经有动脉粥样硬化性狭窄、血液黏滞性增高的老年人，由于这种患者容易发生脑血栓，因此要加强观察。

（3）介入治疗多采取股动脉穿刺，术后6h内穿刺部位容易发生血肿，为了防止血肿发生，术后动脉鞘拔除后，应采用压迫器压迫止血，并且应每30min测量一次术侧下肢皮肤温度、颜色及足背动脉搏动。若趾端苍白、小腿剧烈疼痛、皮肤温度下降、感觉迟钝,提示可能有股动脉栓塞。术后早期鼓励患者多饮水,促进排尿,以降低血液黏稠度,预防血栓形成,必要时口服阿司匹林。

（4）术后早期应严密观察患者语言、运动和感觉功能的变化,经常与患者交流,以便及早发现病情变化。如术后发现患者一侧肢体无力、偏瘫、失语,甚至神志不清等,应立即通知医生处理。

护士长:

介入术后患者返回病房,都会遇到动脉鞘拔除后的相关护理问题。同时,由于股动脉置管相对较多,因此我们首先来谈谈腹股沟动脉鞘拔除后,有哪些止血方法?

护师小乐:

腹股沟动脉鞘拔除后的止血方法如下。

（1）人工按压:由于持续手指压迫,要求操作人员20～30min不能换手,这样容易造成操作人员手指僵硬,影响下一台手术操作的灵活性,因此人工按压常由非手术者来完成,但是这样容易导致压迫部位的准确性有差异,并且其应对能力、施加的压力也与手术者不一样。

（2）沙袋压迫:首先,在穿刺部位进行10～15min的人工按压。然后,再使用约0.5kg的沙袋持续压迫穿刺部位6h以上,已行穿刺的肢体要制动24h。

（3）血管闭合器:血管闭合器的应用有严格的适应证。若存在以下情况,如穿刺点在血管分叉处、血管内径<4mm、血管壁有硬化斑块、多次试穿血管壁、髂动脉严重迂曲等,均应放弃使用血管闭合器。血管闭合器价格较昂贵,因此在临床上的应用亦受到很大的限制。

（4）股动脉压迫止血器:股动脉压迫止血器是血管介入手术后的止血装置。主要通过机械压迫力从体外对股动脉穿刺部位进行压迫,促进穿刺口愈合。该方法遵循生理性止血规律,采用体外压迫股动脉穿刺点的方法,使抵抗动脉内压力的对抗力增大,从而增强血小板凝聚力,最终达到止血的目的。

护士小周:

股动脉压迫器如何使用?

主管护师小陈:

在讲股动脉压迫止血器如何使用前,我们先简单来看一下它的结构(见图1),这样便于我们理解它的使用方法和每个部件的用途。

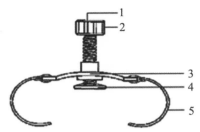

1.度盘；2.螺旋手柄；3.基座；4.椭圆形压板；5.固定胶带

图1 股动脉压迫止血器结构

动脉压迫止血器使用方法：首先要由一名操作人员确认足背动脉搏动正常，然后确认股动脉穿刺点，将动脉鞘退出2cm，接着用无菌纱布覆盖股动脉穿刺点。将基座沿股动脉方向放置，使压板压在股动脉穿刺点正上方。同时，另一名操作人员将固定胶带围绕股部，顺时针加压扎紧并粘牢，再顺时针旋转螺旋手柄6周，此时拔出动脉鞘管，再通过透明基座观察穿刺点有无出血，最后再顺时针旋转螺旋手柄3周至穿刺点不出血。这时候要再次检查，以确认足背动脉搏动，此时足背动脉搏动应略减弱，但不消失。约2h后，逆时针旋转螺旋手柄1周进行减压，此时可嘱患者平移下肢。6～8h以后可解除压迫，患者可缓慢翻身，坐起小便。当然要根据不同患者的具体情况来判断解除压迫器的时间，同时需考虑到术中和术后是否需要使用抗凝药物以及患者的凝血情况等。具体固定后的情况见图2。

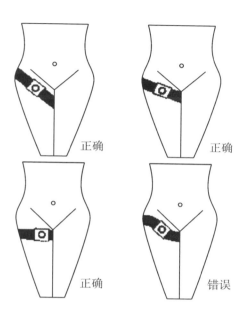

正确　　　　　　　正确

正确　　　　　　　错误

图2　股动脉压迫止血器的正确固定

护士长:

那我们在使用动脉压迫止血器过程中有哪些方面要重点观察?

主管护师小杨:

腹股沟血肿是介入治疗最常见的并发症。在使用止血器后,观察患者动脉穿刺点的情况(如局部有无渗血、血肿等)。若动脉穿刺点出现少量渗血,应及时调整动脉压迫止血器的松紧,以避免继续出血。在围手术期使用了抗凝药物的老年或凝血功能较差的患者,应适当延长压迫时间。

我们在使用股动脉压迫器时,会发生以下几个潜在并发症,需要加强观察。

(1)皮下血肿、瘀血:①操作不当;②局部压迫止血时间不够;③固定止血的位置发生变化、固定胶带脱落;④患者穿刺侧肢体没有很好的制动等都会造成皮下血肿、瘀血。嘱清醒的患者保持患肢制动4～6h,需在床上大小便,注意保持压迫器不移位,在排便后、平卧时,需要再检查压迫器的位置,避免因体位改变导致出血,从而造成血肿的发生。如果是其他原因造成穿刺部位形成血肿,则需要进行针对性护理。同时,观察患者是否有大量出汗现象,一旦发现汗渍,应立即擦干,并重新固定,特别是对于汗多的患者和在天气炎热的时候,尤其要引起重视。

(2)动静脉血栓的形成:观察足背动脉搏动是否正常;皮肤的温度有无异常,有无麻木、感觉障碍等情况。尤其是发生足背动脉搏动消失的糖尿病患者,一定要观察压迫止血器的压板是否随股动脉的搏动而搏动,判断下肢的供血情况,观察皮肤温度、色泽,注意有无静脉血流受阻。也可指导患者定时进行足部轻微活动,以降低静脉血栓形成的风险。

(3)假性动脉瘤:①穿刺部位偏低;②压迫止血不当;③动脉导管、鞘管型号过大;④反复穿刺;⑤使用抗凝药物;

⑥术后过早活动等都是造成假性动脉瘤的原因。上述原因都会导致血流通过动脉壁未闭合的裂口进入血管周围组织，从而形成一个或多个腔隙。老年、肥胖、收缩压增高的患者是假性动脉瘤的高发人群。一旦出现假性动脉瘤要密切观察。压迫有效的指标是经压迫或包扎后血管杂音消失。

（4）肢体肿胀：肢体肿胀与压迫器压迫到相邻静脉有关，适当调整压迫器位置或者松解压迫器即可缓解。

护士长：

那解除动脉压迫器有什么特别的处理方法吗？还是动脉压迫器压迫血管的时间一到即可直接解除？

主管护师小陈：

解除动脉压迫止血器前，需要注意以下两点。

（1）松解止血器。使用压迫止血器3h后可开始松解，逆时针松解1/4圈，以不出现穿刺点活动性渗血或血管穿刺部位周围不出现血肿为原则；如果有活动性渗血或血肿，应顺时针旋转螺旋手柄至活动性渗血停止或血肿不继续扩大，同时，检查足背动脉搏动，应略减弱而不消失。

（2）解除止血器。使用压迫止血器6h后，将止血器松解至完全无压力，再继续观察0.5～1.0h。如果未发现活动性渗血或血肿，则可以解除止血器。可以先用剪刀延着基座将固定绷带剪断,再揭开固定胶带。操作过程应动作轻柔,与皮肤表面平行用力;也可用湿纱布边擦边揭,这样可以减少患者的不适。

护士长:

将动脉压迫器解除后,有什么需要与患者沟通或指导患者及其家属的?

主管护师小杨:

患者应注意休息,避免劳累,保持良好心态,避免情绪激动;避免进食刺激性食物,保持大便通畅;改善睡眠状态;对于需继续服药者,可指导患者严格遵医嘱,并说明服药的重要性。嘱患者避免负重、剧烈活动、过度闭气、用力排便,预防穿刺点出血、发生血肿,避免发生假性动脉瘤,尤其是对于老年及凝血功能较差的患者。

责任护士小乐:

赵阿姨,我们说了那么多,会不会让您听着觉得有点累?是不是打扰到您休息了?

赵阿姨:

没有没有,虽然你们说的有些东西我不是很明白,但是我也对自己的疾病有了一定的了解,我还要谢谢你们!

责任护士小乐:

赵阿姨,今天打扰您这么久,谢谢您的配合,希望我们这次查房能帮助到您。那您好好休息,稍后我再来看您。

（范蓓蓉　徐培君）

.... 参考文献 ....

[1]代志秀.158例冠状动脉介入术后动脉压迫止血器的临床应用[J].检验医学与临床,2009,6(23):1987-1988.

[2]叶华卫.血管介入术后两种股动脉压迫止血方法的效果观察[J].药物研究进展,2017,9(3):124-125.

[3]刘楠,张广平,李慎茂.动脉压迫止血器在脑血管造影术后的应用[J].介入放射学杂志,2012,21(7):593-594.

[4]曲虹,周丽娟,梁国标.脑血管病患者介入术后应用动脉压迫止血器的护理[J].中华护理杂志,2009,44(5):453-454.

[5]黄慧雯.全脑血管造影术后使用动脉压迫器止血方法及护理[J].世界临床医学,2015,9(12):172.

[6]鲍凤.32例脑动脉瘤血管内栓塞治疗术的围手术期

护理[J].国际护理学杂志,2012,31(10):1820-1822.

[7]潘韦行.脑血管病患者介入术后应用动脉压迫止血器的护理[J].中国中医药咨讯,2012,4(5):405-406.

[8]Hedlund M,Ronne-Engstrom E,Ekselius L,et al. From monitoring physiological functions to using psychological strategies: Nurses' view of caring for the aneurysmal subarachnoid haemorrhage patient[J].J Clin Nurs,2008,17(9):403-411.

[9]Dunleavy K,Finck A,Overstreet W,et al. Improving care for patients with subarachnoid hemorrhage [J]. Nursing,2005,101(35):26-27.

[10]何瑛,王庆华,许秀芳,等.介入治疗急症脑动脉瘤破裂出血的护理体会[J].介入放射学杂志,2013,22(7):602-604.

[11]王小霞,曹作为,夏鹰,等.颅内动脉瘤破裂经血管内介入栓塞治疗的临床护理[J].海南医学,2014,25(3):465-466.

[12]陈玉玲,杨惠清,武燕,等.颅内动脉瘤栓塞的围手术期护理[J].护士进修杂志,2009,24(2):162-163.

[13]宋莲淑,时丽莆.脑动脉瘤介入栓塞术的围手术期护理[J].实用医药杂志,2012,29(6):537.

案例十一　脑垂体瘤术后

【查房内容】脑垂体瘤患者术后护理要点和重点观察内容

【查房形式】三级查房

【查房地点】ICU 病房

护士长：

　　ICU 是医院里危重症患者的抢救中心。在这里,患者能够得到早期、准确的诊断和紧急、恰当的处理。今天我们要学习的是监护病房的一种常见的疾病——脑垂体瘤。

　　脑垂体瘤是一组从垂体前、后叶和颅咽管上皮残余细胞所发生的肿瘤,垂体瘤约占颅内肿瘤的10%。根据肿瘤大小的不同,垂体瘤分为垂体微腺瘤(肿瘤的直径＜1cm)和垂体腺瘤(肿瘤直径≥1cm)。根据分泌激素的不同,又可以分为激素分泌性垂体瘤和无功能腺瘤。

　　目前脑垂体瘤的治疗是以手术为主。今天,我们对一例垂体瘤患者进行查房,目的是让大家掌握垂体瘤患者术后护理要点和病情观察的重点。下面请责任护士小胡给大家介绍一下患者的病史。

责任护士小胡:

患者周先生,53岁。2017年12月18日患者因"视力下降伴面色苍白1年,突发心慌不适1天"入院。入院时患者意识清,瞳孔双侧等大等圆,直径2.5mm,对光反射灵敏,双眼视物模糊,双眼无青紫肿胀,无耳鼻流血,无头痛头晕,无恶心呕吐。四肢肌力:左上肢肌力Ⅲ级,右上肢肌力Ⅳ,双下肢肌力Ⅴ级。Barthel评分35分,脉搏60次/min,呼吸18次/min,血压112/85mmHg,体温37.7℃。头颅CT提示:鞍上池区可见略高的密度影,鞍底下陷,有轻度的强化。急诊生化全套:肌酐131.5μmol/L,尿素氮12.31mmol/L。急诊肌钙蛋白Ⅰ测定:心肌肌钙蛋白Ⅰ 0.22ng/mL,皮质醇775.60nmol/L。12月21号患者在全麻下行"单鼻孔经蝶垂体瘤切除"术,术后诊断为垂体腺瘤,并因病情危重转入我科。入科时,患者全麻未醒,呼吸机辅助呼吸,瞳孔双侧等大等圆,直径2mm,对光反射灵敏。予患者海绵填塞双鼻腔,但仍有少量血性液体渗出。予抗凝、降颅压、抗感染、营养支持等对症支持治疗。患者麻醉清醒后,予拔除经口气管插管,改双鼻导管吸氧。患者神志清,精神软,情绪稳定,疼痛评分2分,无恶心、呕吐,双眼视物模糊。患者最高血压179/89mmHg,予乌拉地尔针微泵维持注射降压。患者术后尿量较多,继而出现低钠血症,遂予补钠治疗,直至血钠恢复正常。使用垂体后叶素针,使尿量控制在 100～200mL/h。

目前,患者主要的护理问题有以下几方面。①疼痛:肿瘤压迫垂体周围组织;②有感染风险:与术后切口有关;③排尿方式改变:与留置导尿有关;④生活无法自理:与术后需卧床有关;⑤潜在并发症:尿崩症、脑脊液鼻漏、水电解质紊乱。

护士长:

谢谢小胡如此详细的病史汇报。大家对小胡所汇报的病史有什么疑问吗?

实习护士小王:

老师,从哪些临床证据可以确诊该患者为脑垂体瘤?

护士小李:

患者临床表现为视力障碍,无明显的性功能障碍,头颅CT提示:鞍上池区可见略高密度影,鞍底下陷,有轻度的强化。综上所述,首先考虑该患者为垂体瘤。鉴别诊断需考虑以下疾病。①颅咽管瘤:发病年龄相对较轻,多在 20 岁以前发病,临床表现除视力障碍外,还可出现垂体功能低下和下丘脑损害的表现,如性欲减退、多饮、多尿等。CT 也可以用于鉴别诊断,颅咽管瘤的病变位于鞍上,多呈囊性,常有蛋壳样钙化。②鞍结节脑膜瘤:可以视力障碍为首发症状,但患者往往有头痛,CT上可见鞍上等密度或高密度病灶,可有明显的均匀一致的强化。③异位松果体瘤:多发生于儿童及青少年,以尿崩症为首发症状,晚期可有垂体功能低下和视力障碍。

实习护士小王:

请问老师,此类患者会有哪些典型的临床表现?

护士小李:

脑垂体瘤患者的临床表现有以下几个方面。

(1)激素分泌异常症候群:①激素分泌过多症候群,如生长激素过多引起肢端肥大症。②激素分泌过少症候群。当无功能肿瘤增大、正常垂体组织遭到破坏时,因促性腺激素分泌过少,患者发生闭经、不育或阳痿,这些常是最早且多见的表现。

(2)肿瘤压迫垂体周围组织的症候群:①神经纤维刺激征,患者呈持续性头疼。②视神经、视交叉及视神经束压迫症,患者出现视力减退,视野缺损和眼底改变。③垂体卒中。④其他垂体前叶功能减退表现。

实习护士小沃:

垂体瘤患者为什么会出现肢体肌力减弱?

护士小封：

　　该患者出现肢体肌力减弱是由于肿瘤向邻近组织生长，压迫组织引起的。

实习护士小沃：

　　请问老师四肢肌力如何分级？

护士小封：

　　肌力分级评定用0～Ⅴ级表示。①0级：完全瘫痪，不能作任何自主运动。②Ⅰ级：肌肉可轻微收缩，但不能带动关节运动，仅在触摸肌肉时感觉到。③Ⅱ级：肌肉收缩可带动关节水平活动，但不能对抗地心引力，肢体只能在床上平行移动。④Ⅲ级：肢体能抬离床面，但不能对抗阻力。⑤Ⅳ级：能做对抗阻力的活动，但较正常差。⑥Ⅴ级：肌力正常。

实习护士小杨：

　　什么是Barthel指数评分？

护士小钱：

　　Barthel指数是美国康复治疗机构常用的一种日常生活能力评定方法，评定的项目内容包括：进食、洗澡、修饰、穿衣、如厕、床椅转移、平地行走、上下楼梯。通过对患者日常生活活动的功能状态进行测量,所得的个体得分取决于一系列独立行为的测量结果,总分范围为0~100分。0~40分为重度依赖;41~60分为中度依赖;61~99分为轻度依赖;100分为无需依赖。

护士长:

好,以上问题都解答好了。那我们现在就重点说说脑垂体瘤患者术后的护理要点和观察内容都有哪些?

护士小钱:

脑垂体瘤患者术后的护理要点和观察内容如下。

(1) 妥善安置患者,并向麻醉师了解手术、麻醉过程及病情;了解术中输液、输血的总量;测即刻血压、脉搏、呼吸频率、瞳孔直径等生命体征,并一一记录。

(2) 患者清醒前,予全麻后常规护理,取去枕平卧位,同时将患者头偏一侧,并及时清理口腔分泌物,以防误吸。待患者血压平稳后,改为头高位,将床头抬高15°~30°,以利于呼吸,并可降低颅内压。

(3) 连接各种治疗性管路,尤其注意要妥善固定,保持管路通畅。

(4) 严密观察患者意识状态、病情变化,每小时监测并记录生命体征。

（5）积极做好基础护理和生活护理，机械通气患者口腔护理每6h一次。

（6）根据患者的具体病情，协助翻身，预防压疮的发生。

（7）注意患者双鼻孔内的渗液情况，一般鼻腔纱条在术后3天即可拔除。应注意观察鼻腔有无液体继续漏出，并鉴别漏出液是否为脑脊液。如有脑脊液鼻漏应取头高位或半卧位，并保持鼻腔清洁，禁忌冲洗、滴药，尽量避免屏气、咳嗽、打喷嚏、擤鼻涕，并保持大便通畅，避免一切可引起颅内压升高的因素。禁止从鼻腔吸痰，插胃管，以防止逆行感染。可采用足量抗菌药物进行治疗，一般情况下，可自行愈合。

护士长：

好，上述是小钱护士总结的护理要点。如果麻醉清醒后患者出现烦躁不安，导致经口气管插管非计划性拔出，那么在这种情况下应该采取哪些紧急处理措施？

护师小杨：

非计划性拔管是指插管脱落或未经医护人员同意而将插管拔出。在非计划性拔管中，经口气管插管的非计划性拔管发生较多，它可导致患者出现通气不足、误吸、缺氧、呼吸困难、窒息、气道损伤、肺部不可逆低氧等严重后果。

患者发生非计划性气管插管拔出后,应立即通知医生,遵医嘱给予吸氧,并密切观察。患者若出现呼吸困难、发绀、血氧饱和度下降、烦躁、大汗淋漓等表现,应立即采取紧急处理措施。

（1）应紧急实施的操作:①开放气道;②简易呼吸球囊辅助呼吸;③通知麻醉科立即行紧急气管插管;④准备各种抢救物品。

（2）确认有效医嘱并执行:①配合医生行紧急气管插管;②应用镇静剂、激素等药物;③维持水、电解质和酸碱平衡。

（3）监测:①呼吸音、胸廓运动情况;②血气分析、血氧饱和度及其他生命体征。

护士长:

在今后的护理过程中,如果患者出现烦躁,你们应该采取哪些措施?

护士小邱:

妥善固定导管,并加强巡视。

护师小罗:

为预防患者非计划性拔管,可给患者使用约束具。

护士长：

在 ICU，采用约束具作为保护患者安全的装置主要用于预防躁动患者非计划性拔管或者治疗需要。那么，请问小罗，在给患者使用约束具时，需要注意哪些问题？

护师小罗：

首先，我们要正确评估患者是否需要约束。在征得家属同意并签字，医生开出医嘱后，予使用约束具。在使用约束具的过程中，要注意观察约束部位血运情况约束具的松紧情况，每2h放松一次，每次放松5min。

护师小潘：

为保障患者安全，避免重要管路滑脱，对于烦躁的患者，应及时向医生汇报，并遵医嘱使用镇静和镇痛药。

护士长：

在 ICU 发生的护理不良事件中，非计划性拔管还是占很大比例的。其中一个重要原因是镇静、镇痛未达到目标值。由此可知，评估镇静、镇痛是很重要的。在之前的护理查房中，我们已经多次讨论了疼痛的评估，那下面我们重点来学习镇静的相关知识。

在ICU,通过恰当的镇静治疗能够减轻患者的焦虑和躁动,这同时也是保证患者安全性的重要措施。医生需要根据不同患者的机体功能状态,制订出恰当的镇静计划,并且通过实时监测患者的镇静深度,调节药物用量,使镇静计划得到完美实施,使患者维持在理想的镇静状态。小徐,你来说说我院的镇静评分标准是什么?

护师小徐：

我院采用RASS进行镇静评分,其具体评分方法见表3。

表3　RASS

镇静程度	患者表现	得分
攻击性	有暴力行为	+4
非常躁动	试着拔出呼吸管、胃管或静脉点滴	+3
躁动焦虑	身体强烈移动,无法配合呼吸机	+2
不安焦虑	焦虑、紧张,但身体只有轻微的移动	+1
清醒安静	清醒自然状态	0
昏昏欲睡	没完全清醒,但可保持清醒10s	−1
轻度镇静	无法维持清醒超过10s	−2
中度镇静	对声音有反应	−3
重度镇静	对身体刺激有反应	−4
昏　迷	对声音及身体刺激都无反应	−5
总　分		

护士长：

ICU 常用镇静药物有很多，如何进行选择？

护师小徐：

对急性躁动患者，可以使用咪达唑仑、地西泮、丙泊酚来快速镇静；对于需要快速苏醒的镇静，可选择丙泊酚；对于短期的镇静，可选用咪达唑仑或丙泊酚；若要使患者处于合作睡眠状态，减少谵妄的发生，可选择右美托咪定。

护士长：

在镇静评估过程中，还要注意些什么？

护师小蔡：

镇静程度要与医嘱的用药相符，以达到理想的镇静状态，即轻中度镇静。

护师小虞：

在 ICU，除了在使用镇静药物时需要每隔 4h 进行常规镇静评估外，还应在调节药物滴速、更改药物剂量等情况时进行评估，并在 15min 后再次评估。在停用镇静药物后，我们需要及时评估患者意识。

护士长：

大家都回答得非常好。以后我们要定期组织相关培训，提高护士镇静、镇痛医嘱的正确执行率，并不断提高我们科的疼痛护理质量。

实习护士小叶：

周大爷入院时血压正常，但术后血压升高至179/89mmHg，这是颅内压增高造成的吗？

责任护士小胡：

垂体是人体非常重要的内分泌器官。脑垂体术后的患者有可能出现内分泌失调，甚至垂体功能低下等各种并发症，从而造成血压、血糖升高。另外，血压升高的常见原因还有颅内压增高。当颅内压增高时，脑灌流量会减少，这会反射性作用于心血管运动中枢，使血压升高，以增加脑血流量。临床表现主要以收缩压增高为主，继而出现脉压增大。我们可以采取以下措施降低颅内压：①抬高床头15°～30°；②脑脊液引流；③镇静、镇痛；④冬眠降温（亚低温治疗）；⑤限制液体入量，使用脱水、利尿药物；⑥嘱患者或辅助患者进行短暂控制性过度通气。

护士长：

在该患者血压急症治疗措施中，医生为何选择的是乌拉地尔，而不是硝普钠？

主管护师小陈：

高血压急症是短时间内血压急剧升高，并伴有靶器官损伤，应及时正确处理以防治靶器官损害。高血压急症的处理应首选静脉治疗，可选用乌拉地尔、硝普钠、硝酸甘油、尼卡地平等。乌拉地尔是α受体阻滞剂，具有外周和中枢双重降压作用，具有良好的外周血管扩张和降低交感神经活性作用，同时有降低肺动脉压力的作用。硝普钠是传统的强效降压药物，具有扩张动静脉、降低心脏前后负荷等作用，但该药有升高颅内压、引起氰化物中毒等不良反应。研究表明乌拉地尔具有与硝普钠同样的降压作用，可作为临床处理高血压急症的首选药物。

护士长：

通过以上的讨论，相信大家对术后常规护理已经有了全面了解。大家都知道，神经外科患者的病情多变，因此需要我们密切观察。下面我们来讨论一下，针对此类术后患者，我们重点观察的内容有哪些？

主管护师小方：

对于垂体瘤术后患者,在严密监测脉搏、血压、血氧饱和度、意识状态的基础上,应注意患者体温、尿量、瞳孔、视力、视野、鼻腔渗液量的变化,注意监测患者水、电解质的变化。经鼻蝶入路行垂体瘤切除术,若发生术腔血肿形成或填塞过度,早期表现为鼻腔渗液量增多,视野缺损加重,视力下降,瞳孔对光反射不敏感甚至消失,因此,术后应特别注意瞳孔、视力、视野以及鼻腔渗液量的变化,以免贻误病情,导致视力不可逆损伤。

主管护师小杨：

脑垂体瘤术后还要特别关注以下并发症。①颅内出血:常在术后24h内发生,患者会发生意识障碍、瞳孔及生命体征变化、视物不清、视野缺损、伤口敷料渗血等,以上情况均提示有颅内出血的可能。②尿崩症:由于手术时垂体后叶及垂体柄受到手术影响,患者术后尿崩症发生率较高,因此应监测每小时尿量,并准确记录液体出入量,以便合理静脉补液。遵医嘱使用垂体后叶素,以控制尿量,保持液体出入量平衡。③电解质紊乱:由于尿液大量排出,可造成低血钾、低血钠等电解质紊乱,临床上应每日进行血生化检查,监测电解质情况,并及时补充所需电解质。④脑脊液鼻漏:是术中鞍隔破损所致。脑脊液鼻漏可发生于手术后 3~7 天,尤其是拔除鼻腔填塞纱条后,观察患者鼻腔中有无清亮液体流出。因脑脊液含有葡萄糖,可用尿糖试纸检测,如呈阳性,则提示发生了脑脊液鼻漏,此时应嘱患者绝对卧床,去枕平卧 2~3 周,以防止头痛。禁止用棉球、纱条、卫生纸填塞鼻腔,以防逆行感染。⑤垂体功能低下:是机体不适应激素的变化而引起的,常发生于术后 3~5 天,患者可出现头晕、恶心、呕吐、血压下降等症状。此时应先查血钾、血钠浓度,并与低血钾、低血钠相鉴别。

护士长:

小杨补充得很详细,这些并发症在垂体瘤术后都很常见。那么,大家知道什么是尿崩症?

护士小钱:

患者出现烦渴,多饮、多尿,每日尿量超过 4000mL 或每小时尿量超过 250mL,尿比重在 1.005 以下,即为尿崩症。尿量增多是由于丘脑下部、垂体柄、垂体后叶受损伤,使抗利尿激素的分泌和释放减少,使水分在肾远曲小管、集合管中重吸收减少,造成尿液不能有效浓缩,从而导致尿量异常增加,且尿比重低。

护士长：

该患者在出现尿崩症后,遵医嘱予垂体后叶素,效果理想。垂体后叶素除了控制尿量,还有哪些药理作用？其适应证和使用时的注意事项有哪些？

主管护师小邢：

一、垂体后叶素(含缩宫素和加压素)的药理作用

(1)缩宫素:刺激子宫平滑肌收缩,压迫子宫肌层血管,从而起到止血作用。

(2)加压素:直接收缩小动脉和毛细血管,尤其是对内脏血管,可降低门静脉压和肺循环压力,有利于血管破裂处血栓形成,从而起到止血的作用。此外,还能增加肾小管和集合管对水分的重吸收,产生抗利尿作用。

二、垂体后叶素的适应证

(1)产后止血:用于产后子宫复旧不全和不完全流产;能促进宫缩,偶有用于引产和产时子宫收缩乏力(须慎重)。

(2)肺、支气管出血(如咯血);消化道出血(呕血、便血)。

(3)对尿崩症患者,有减少排尿量的作用。

三、使用垂体后叶素时的注意事项

(1)注射后患者出现面色苍白、出汗、恶心、腹痛、便意、心悸、胸闷等症状时,应立即停药。少数患者可发生血管神经性水肿、荨麻疹、支气管哮喘,甚至过敏性休克等过敏反应。

（2）用于收缩血管时,可诱发心绞痛。冠心病、动脉硬化、心力衰竭、高血压、妊娠高血压综合征、妊娠晚期及肺源性心脏病、明显瘢痕者和过敏体质者禁用。

（3）本品宜冷藏,避免冰冻。

护士长：

何为低钠血症？垂体瘤术后低钠血症会出现哪些临床表现？

护士小李：

当血钠＜135mmol/L时,即为低钠血症。低钠血症早期可表现为头痛、躁动、抑郁、抽搐,继而表情淡漠,昏睡甚至昏迷,但其临床早期表现缺乏特异性,因此当出现上述症状或患者出现意识改变的征兆时,应立即报告医生,行急诊头颅CT检查,排除脑出血、水肿、感染等。

护士长：

如何进行电解质监测？

主管护师小陈：

垂体瘤术后易发生水、电解质紊乱,因此,术后常规每4h

监测一次血气分析,以了解电解质情况。电解质异常的患者,应每天查血生化指标,最好同时监测血尿渗透压和尿钠,以利于鉴别。

护士长:

垂体瘤术后低钠血症补液原则是什么?

主管护师小陈:

垂体瘤术后的低钠血症分为抗利尿激素分泌异常综合征(SIADH)和脑钠盐消耗综合征(CSWS)。这两者的临床表现和实验室检查基本相似,但SIADH患者尿量减少或正常,尿比重升高;CSWS患者尿量正常或多尿,尿比重升高或正常,同时伴CVP下降。两者最主要的区别在于SIADH患者没有脱水征象(如皮肤干燥、口干等症状),临床用限水和补钠试验有助于明确诊断,SIADH患者治疗的关键是限制液体入量。成人控制液体量在每天1000~1500mL,只有在体内钠总量缺乏及尿钠水平低时才补钠,而对于CSWS患者,应给予充分补钠,扩充血容量,改善血液循环。在补钠液体输入过程中,液体滴速不宜过快,单位时间内液体量不宜过多。因为大量快速补钠,可引起神经细胞脱水,甚至神经鞘出现脱髓鞘变化,从而使部分已恢复功能的神经细胞再次失去功能,且液体输注速度过快易引起血管刺激征。

护士长：

垂体瘤术后低钠血症的发生率较高,所以护理人员不仅要掌握常规护理,更要了解低钠血症的发病机理,熟悉CSWS和SIADH的临床表现,了解各种检验指标正常值,掌握治疗原则,在护理过程中,加强病情观察,做出预见性分析,并按医嘱合理补液、补钠,准确记录液体出入量,从而有效地促进患者康复。

希望大家通过本次查房掌握脑垂体瘤术后患者的护理要点、重点观察内容以及安全防范措施,并能够在工作中协助医生及时发现患者病情变化,完成救治工作,不断提高护理质量。

（胡晶晶　胡旭军）

·········· 参考文献 ··········

[1]吴燕,刘贵英.脑垂体瘤患者的护理[J].中华神经科杂志,2010,43(2):86.

[2]陈泽峰,崔丽英.关于肌力分级评定的探讨[J].中外健康文摘,2010,7(11):234-235.

[3]吴珏.ICU患者经口气管插管非计划性拔管的护理进

展[J].当代护士(下旬刊),2017(8):16-18.

[4]刘京涛,马朋林.重症医学科内镇痛和镇静治疗的安全性[J].中华内科杂志,2011,50(10):812-814.

[5]刘学谦,闫变丽.乌拉地尔与硝普钠治疗高血压急症的疗效比较[J].中国医药指南,2017,15(14):159.

[6]郑秀钦,陈剑舞.垂体后叶素在垂体瘤术后尿崩中的应用及护理[J].中国实用医药,2014,9(14):203.

案例十二　病毒性脑炎

【查房内容】病毒性脑炎患者的重点监测内容和护理要点

【查房形式】三级查房

【查房地点】ICU会议室

护士长：

最近大家有感冒的吗?

护士小颜、护师小王：

有!

护士长：

看来大家对感冒都深有体会了，不少人在感冒时还会出现腹泻的症状，那我们今天来看一下感冒究竟是怎么回事。

其实，感冒主要是病毒引起的。入冬以来，由于病毒肆虐，已有不少人感染。目前已知的病毒种类有数百种，一般引起常见病毒性疾病的是以肠道病毒为主的病毒，主要包括脊髓灰质炎病毒、柯萨奇病毒 A 和 B、埃可病毒等，呈流行或散在发病，主要经粪-口途径传播，少数通过呼吸道分泌物传播；其次为流行性腮腺炎病毒、疱疹病毒和腺病毒。同种病毒可引起不同的临床症候群，不同种的病毒又可引起相似的临床表现。病毒可直接引起胃肠道黏膜损害和炎症，又可造成淋巴系统病变和皮肤、黏膜、肌肉损害，还可导致呼吸道炎症以及心、肝、肾、脑等疾病，临床表现复杂多变。今天我们就通过病毒性脑炎来认识一下病毒的"强大威力"，下面请小赵来汇报一下患者的病史。

责任护士小赵：

患者徐女士，41 岁。2017 年 11 月 28 日转入 ICU。入院前 3 天，患者无明显诱因下出现发热，最高体温达 39℃，伴头痛、全身乏力。入院前 1 天患者出现神志不清，言语模糊，伴面部抽搐 2 次，遂至当地医院就诊。查血常规示：白细胞计数

7.0×10^9/L，中性粒细胞比例87.6%，血红蛋白122g/L，血小板计数219×10^9/L。腰穿测脑脊液压力示280cmH$_2$O，查脑脊液示：脑脊液清晰透明，白细胞14/μL，葡萄糖5.0mmol/L，氯119mmol/L，脑脊液蛋白100mg/L，潘氏试验阴性。颅脑CT平扫示：右侧基底节区小条状略低密度影，脑沟影可疑。考虑"病毒性脑炎、感染性发热"，予对症治疗（具体不详）后，症状未改善，遂至我院急诊。查急诊血常规示：白细胞计数14.1×10^9/L，中性粒细胞比例89.9%，中性粒细胞绝对值12.7×10^9/L，红细胞计数4.59×10^{12}/L，血红蛋白126g/L，血小板计数228×10^9/L。查动脉血气分析示：pH 7.47，PaO$_2$ 41mmHg，PaCO$_2$ 47mmHg，HCO$_3^-$ 34.2mmol/L。颅脑＋胸部CT平扫示：①颅内未见明显异常征象，建议必要时进一步检查磁共振成像（MRI）。②两肺散在斑片模糊影，两肺下叶为著。

患者住院期间出现面部抽搐3次，氧饱和度下降，予气管插管，机械通气。既往体健，10余年前因车祸导致头部外伤，保守治疗后痊愈，无后遗症。入院查体：患者神志不清，气管插管，机械通气，脉搏89次/min，血压125/79mmHg，体温39.5℃，被动体位，急性病容，查体不合作，颈部欠柔软。入我科时，予抗感染、甘露醇针脱水降颅压、丙戊酸钠针控制癫痫等对症治疗。予冰袋、冰毯、冬眠合剂控制体温及寒战，12月14日患者体温恢复正常。再次行腰椎穿刺，测脑脊液压力210cmH$_2$O，查脑脊液示：脑脊液清晰透明，白细胞1/μL，葡萄糖 2.88mmol/L，氯 124.6mmol/L，脑脊液蛋白 1.167g/L，潘氏试验阳性。12 月 15 日患者神志转清，可点头及摇头，查四肢肌力不合作。12 月 29 日 14：00，患者神志清，生命体征平稳，予脱机出院，并转当地医院继续治疗。

在整个疾病过程中，患者的主要护理诊断：①体温过高；②清理呼吸道无效或低效；③组织灌注量不足；④意识障碍；⑤活动无耐力。

护士长：

谢谢小赵为我们详细地汇报了整个病程变化。大家说说可以从哪得出患者是病毒性脑膜脑炎的诊断？换句话说，患者的诊断依据是什么？

护士小颜：

脑部 CT 能否可以作为诊断依据？因为脑部疾病一般都会出现 CT 的异常改变。我们的病史也提到了外院的 CT 结果，徐女士的 CT 示：右侧基底节区小条状略低密度影，脑沟影可疑。

护士长：

大家有不同意见吗？

护士小安：

　　该患者在我们医院查颅脑CT，得出的结果是"颅内未见明显异常征象"。我觉得颅脑CT不能用于明确诊断。病史里提到，患者3天前在无明显诱因下出现发热，最高体温达39℃，伴头痛、全身乏力。1天前出现神志不清，言语含糊，伴面部抽搐2次，到我院急诊就诊期间，患者再发面部抽搐3次，查体发现患者颈部欠柔软，有神经系统症状。通常，病毒性脑炎的患者呈急性起病，有剧烈头痛、发热、呕吐、颈项强直及典型的脑膜刺激征如Kernig征阳性，并有全身不适、咽痛、畏光、眩晕、精神萎靡、感觉异常、肌痛、腹痛及寒战等。患者的症状和体征符合病毒性脑膜脑炎的临床表现。

主管护师小陈：

　　我认为单单看临床表现是不够的，还应该结合实验室诊断。目前，根据国内外统计发现，引起病毒性脑膜脑炎的病毒种类有100多种。其中，常见是单纯疱疹病毒、巨细胞病毒、腺病毒、肠道病毒等。目前，临床很难开展病毒学检查，所以临床上无法做出病原学诊断。病毒性脑膜脑炎的诊断主要依据患者流行病学、临床表现、脑脊液、脑电图和头颅MRI或CT检查，在排除其他感染（如化脑、结脑、感染后脑炎等）及非感染大脑疾病后做出临床诊断。其中，以脑脊液异常的诊断准确度最高,具有不可替代的作用。

病毒性脑膜脑炎的脑脊液特点是腰穿测得压力多在180～300cmH$_2$O,部分可低于180cmH$_2$O,极少数可高于300cmH$_2$O。压力的高低与病情严重程度密切相关,脑脊液压力越高,提示脑损害越重。病毒性脑膜脑炎多数伴有不同程度意识障碍,重症病毒性脑膜脑炎多具脑脊液压力显著增高的特点。本病例中的患者有严重意识障碍,脑脊液压力显著增高,这些都符合重症病毒性脑膜脑炎的脑脊液压力特点。

脑脊液的蛋白质值是反映血-脑屏障通透性的指标之一。血-脑屏障损伤越重,蛋白质增高就会越显著。不同的致病菌群对血-脑屏障损伤作用存在差异性,因此,脑脊液蛋白质值对颅内感染的定性诊断具有一定参考意义。有研究提示,病毒性脑膜脑炎的脑脊液的蛋白质通常在0.5～1.0g/L,也可达到2.0g/L,也可呈正常。本例患者的脑脊液蛋白质最高达到1.5g/L,具有病毒性感染的特点。因此,结合脑脊液的蛋白质值,并不能排除病毒性脑膜脑炎。

护师小王:

还需要进行鉴别诊断,将病毒性脑膜脑炎与其他原因引起的脑膜脑炎要加以区分。①结核性脑膜脑炎:以发热、头痛为主要表现,可伴结核中毒症状,如盗汗、午后低热等,查体可有脑膜刺激征,脑脊液检查压力增高,白细胞数多在数百,早期以分叶核细胞为主,后期以单核细胞为主,蛋白质增高,氯化物降低。②化脓性脑膜脑炎:以发热、头痛为主要表现,查体可见脑膜刺激征,腰穿脑脊液压力增高,白细胞数多在数千,以分叶核细胞为主,蛋白质增高,糖和氯化物降低。③隐球菌性脑膜脑炎:以发热、头痛、呕吐为主要表现,查体可有脑膜刺激征,腰穿脑脊液压力可明显增高,墨汁染色检菌有助于进行鉴别。基于患者的临床表现和实验室检查,通过鉴别诊断,就可以诊断该患者为病毒性脑膜脑炎。

护士长:

很好,大家已经把病毒性脑膜脑炎的临床表现、实验室诊断都说清楚了,相信大家对于病毒性脑膜脑炎有了基本概念了,我在这里再概括一下病毒性脑膜脑炎的概念。

病毒性脑膜脑炎是一组由各种病毒感染引起的软脑膜(软膜和蛛网膜)弥漫性炎症综合征,主要表现为发热、头痛、呕吐和脑膜刺激征,是临床最常见的无菌性脑膜脑炎。辅助检查包括周围血白细胞计数及分类检验、脑脊液检查、颅脑CT检查、颅脑MRI检查、脑电图检查。上面提到,这位患者在本院所做的颅脑CT检查未发现异常,那是因为早期脑膜脑炎的CT影像不具有典型的影像学特点,与正常脑组织无法有效区分,因而造成漏诊。但CT和MRI仍然是病毒性脑膜脑炎的重要辅助检查手段。病毒性脑膜脑炎的诊断没有金标准,只有将临床表现、流行病学、实验室检查结果综合考虑,才能得出正确的诊断。大家对病毒性脑膜脑炎的基本概念还有什么疑问吗?

实习护士小敏:

老师,请问什么是脑膜刺激征?

护师小周:

脑膜刺激征为脑膜受到激惹而出现的临床表现。脑膜病变导致脊髓膜受到刺激并影响到脊神经根,因此,当进行牵拉刺激时,会引起相应肌群反射性痉挛,这种病理反射包括颈强直、Kernig 征、Brudzinski 征。脑膜刺激征的这三个主征有其相应的检查方法。①颈强直:患者仰卧,检查者以一手托起患者枕部,另一只手置于患者胸前,使其做被动屈颈动作。如检查者在做这一被动屈颈检查时感觉到抵抗力增强,即为颈部阻力增高或颈强直,在排除颈椎或颈部肌肉局部病变后即可认为有脑膜刺激征。②Kernig 征:患者仰卧,一侧下肢髋、膝关节屈曲成直角,检查者将患者小腿伸膝抬高。正常人膝关节可伸达135°以上,如伸膝受阻且伴疼痛与屈肌痉挛,则为阳性。③Brudzinski 征:患者仰卧,下肢伸直,检查者一手托起患者枕部,另一手按于其胸前,当头部前屈时,双髋与膝关节同时屈曲,则为阳性。

护士长：

脑膜刺激征是临床表现，接下来我们说说实验室检查。实验室检查中有一项是脑脊液检查。小陈上面说了该病毒性脑膜脑炎患者的脑脊液的结果异常。那么，正常的脑脊液检查结果是怎样的？正常值是多少？

护师小潘：

通常，我们在进行脑脊液检查时会先测脑脊液压力。成年人在侧卧位时，正常脑脊液压力为 0.59～1.96kPa（60～200cmH$_2$O）；小儿为 0.59～1.57kPa（60～160cmH$_2$O），新生儿 0.2～0.3kPa（20～30cmH$_2$O）。通常，成年人脑脊液压力 <0.59kPa（60cmH$_2$O）为低颅压，>1.96kPa（200cmH$_2$O）为高颅压。

实习护士小徐：

老师，我想问一下，在测脑脊液压力的过程中，是不是也有干扰因素？是否跟有创血压、CVP 监测一样，也有体位或者管路的要求？

护师小潘：

为测得准确的压力，应注意以下几个方面：①患者需保持安静状态。②需检查穿刺针保持通畅。③嘱患者全身肌肉放松。④在患者头下垫一薄枕,使其头颈部与检查台面平行,这样会避免造成颅压高的假象。尤其是肥胖、颈短、宽肩膀的人,若检查时头下不垫薄物,就会形成较大的头颈侧弯,使颈静脉、椎静脉受压,从而造成测得的脑脊液压力明显偏高,这就会给临床诊断造成困难。

护士长:

小潘说得很对,其实临床上很多数据看似是客观的,实则常受到人为因素的影响而导致数据不客观、不准确。就像上面说到的血压、CVP,乃至一些实验室检查结果。我们要做的是减少这种可控因素的影响,得出最接近事实的数据,从而为患者的病情提供最客观的辅助数据。下面我们再回到脑脊液检测,除了测量脑脊液压力,我们还可以从脑脊液中获得哪些信息?

主管护师小姜:

首先,应该是脑脊液的外观。正常脑脊液为无色透明,但新生儿的脑脊液几乎均为黄色,这是血清胆红素移行而造成的。当发现血性脑脊液时,首先应细心鉴别是蛛网膜下腔出血还是人工损伤血管而发生的出血。前者脑脊液红细胞浓度前后均匀一致,离心后上清液为黄色或淡黄色,红细胞形态边缘皱缩或破裂,潜血试验阳性,而创伤性出血则反之。当发生细菌性脑膜炎时,脑脊液可呈乳白色或绿色混浊,垂直静置后可出现薄膜样沉淀物;发生结核性脑膜炎时,会出现由液面倒悬至试管底部的漏斗样蛛网状薄膜。在薄膜样沉淀物中,检出细菌的阳性率一般较高。

从脑脊液中还可得出以下几个数据。①蛋白质:正常蛛网膜下腔中的脑脊液蛋白质含量为150～400mg/L,新生儿为1g/L,早产儿可高达2g/L。蛋白质增高多与细胞增多同时发生,可见于各种中枢神经系统感染。也可仅有蛋白质增高而白细胞计数正常或略多,称为"蛋白质-细胞分离",多见于颅内及脊髓肿瘤、椎管梗阻、急性感染性多发性神经炎、甲状腺功能亢进症(简称甲亢)、糖尿病和铅、汞等金属中毒等。②糖:正常脑脊液中糖的含量为450～750mg/L,约为血糖值的1/2～2/3。脑脊液的糖含量降低见于细菌性或隐球菌性脑膜炎、恶性脑肿瘤等,这是因为存在糖的酵解而使糖分解加速。脑脊液的糖含量增高见于血糖含量增高(故应同时查血糖水平以便核对)以及中枢系统病毒感染、脑外伤、后颅凹、第三脑室底部肿瘤和高热等情况,以上均与血-脑屏障通透性增高有关。③氯化物:脑脊液中的氯化物含量正常为7.2～7.5g/L,较血液氯化物含量(5.7～6.2g/L)高。在细菌性(特别是结核性)和霉菌性脑膜炎以及血液氯化物含量减少(如呕吐、肾上腺皮质功能减退)时,脑脊液氯化物含量随之减少;血液氯化物含量增高(如尿毒症、脱水等)时,脑脊液氯化物含量也随之增高。

护士长：

很好。只有知道了正常值，我们才会了解到患者的哪些指标是异常的。脑脊液是腰椎穿刺抽取出来的，一般我们都是在患者床边进行操作。在医疗诊断技术不断发展的今天，腰椎穿刺术（简称腰穿）和脑脊液检查是否有被淘汰的可能？答案是否定的。目前的检查仪器还不能完全代替腰穿。问题不在于腰穿有没有用，而在于其是否被应用得当，以及如何将腰穿更精准地应用于神经系统疾病的诊断与治疗。下面重点讨论临床应用中的几个问题：腰穿是什么？在腰穿过程中，我们要注意什么？以及如何护理腰穿术后的患者？

护士小孙：

腰穿是将腰椎穿刺针通过腰椎间隙刺入蛛网膜下腔，进而抽取脑脊液或注射药物的一种临床诊疗技术。腰穿常被用于测定颅内压、检查脑脊液的性质以及椎管有无阻塞，辅助诊断中枢神经系统疾病的病因；还可以向鞘内注射药物或放脑脊液，以治疗中枢神经系统感染、恶性肿瘤等疾病。

腰穿的适应证如下。①有脑膜刺激征者：通过脑脊液检查可以确定有无脑膜炎症以及炎症类型，有无脑膜白血病、瘤性脑膜炎,有无蛛网膜下腔出血。②高热、头痛、抽搐和意识障碍者:确定是否是脑炎以及发生的脑炎类型。③截瘫者:确定是否发生急性脊髓炎、脊髓蛛网膜炎、脊髓灰质炎、脊髓出血、脊髓硬膜外脓肿、脊髓压迫症。④无热性剧烈头痛者:确定有无高颅压或低颅压综合征。⑤CT示脑室对称性扩大者:确定是哪一种脑积水,如梗阻性、交通性或正常颅压脑积水。对上述患者的腰穿和脑脊液检查,如果运用得当,常可迅速辅助确诊。

护士长:

对,我们科室也常常做腰穿,在穿刺前、穿刺中和穿刺后有哪些需要注意的?

护士小吴:

我觉得穿刺时患者的体位很重要,体位正确,穿刺点才会正确,穿刺才会成功。所以,在穿刺前我们要帮助患者摆好体位。如果患者清醒,嘱其侧卧于硬板床上,保持背部与床面垂直,头向前胸部屈曲,两手抱膝紧贴腹部,使躯干呈弓形。如果患者昏迷,则由助手在术者对面用一手抱住患者头部,另一手挽住患者双下肢腘窝,并且双手用力抱紧,使患者的脊柱尽量后凸,以增宽椎间隙,便于进针。穿刺中要时刻注意患者的生命体征。

护士长：

很好,腰穿有专门的体位要求,正如小吴所说,将患者置于标准穿刺体位,可使穿刺更快、更准、更好。但有时候可能因为患者本身因素、医院环境因素而达不到体位要求,所以就要求医生不论是在站位还是在坐位,均能准确完成此项操作。穿刺中需注意监测患者生命体征及的神志、氧饱和度等情况。接下来,谁来说说术后护理?

护士小李：

术后护理要注意以下几点。

(1)体位:嘱患者术后去枕平卧4~6h,不可抬高头部,以防出现穿刺后不良反应,如头痛、恶心、呕吐、眩晕等。术后使患者去枕平卧4~6h,嘱其多饮水,并给予生活护理。

(2)病情观察:观察患者有无头痛、腰痛,有无脑疝及感染等穿刺后并发症。

(3)预防感染:保持穿刺部位的纱布干燥,观察有无渗液、渗血。颅内压增高的患者,穿刺后注意血压、脉搏和呼吸的变化,警惕脑疝的发生。穿刺时不宜过多放脑脊液,穿刺后须绝对卧床休息。必要时静脉输入甘露醇,再进行腰椎穿刺术。

(4)颅内压综合征穿刺针头过粗或起床活动过早,都会使脑脊液自硬膜穿孔处外漏，从而引起颅内压综合征，表现为坐起或站立时头痛加重，平卧位头痛减轻，重者会出现头晕、恶心、呕吐，应采取静脉输入低渗盐水，以改善症状。

护士长：

我们所要做的不仅仅是将患者的生命体征维持在正常状态，我们还要全面恢复患者的健康。健康包括生理和心理健康，心理健康即患者要有良好的社会适应能力。对于脑炎患者，我们还要考虑到其预后，尽量减少其后遗症。肢体功能障碍是重症脑炎患者常见的后遗症，对于这个后遗症的处理，我们科室可以做些什么？

主管护师小虞：

该患者是在行经口气管插管辅助呼吸后转入我科的，这期间呼吸机辅助呼吸维持了整整10天，而病毒性脑膜脑炎又造成患者肢体功能障碍，肌张力高，颈项强直。这样看起来，卧床休息就成了患者的唯一选择。然而缺乏运动会增加1年内重新入住ICU或死亡的风险。在ICU机械通气患者中，谵妄的发病率为60%～80%，并可导致高病死率和长期的认知受损，还可造成5%～10%的ICU患者最后变成慢性危重病患者，从而需要长期的机械通气以维持生命。已有研究证实了各种运动方式（包括床边运动、坐在床边、站立，甚至走动等），对于气管插管机械通气患者均是可行的。有研究表明，机械通气患者进行早期运动，可以有效缩短机械通气时间，减少制动后的相关后遗症。对于我们科室而言，机械通气患者是欠缺早期运动的，所以我们可以根据患者病情的不同，制定不同等级的早期运动方案，以减少机械通气带来的并发症，如呼吸机相关性肺炎、谵妄、肌肉萎缩等。不只是针对脑炎患者，还可以将科室里其他机械通气患者都纳入早期运动方案，以减少他们在ICU的住院天数，让患者早日康复。

护师小张：

对，我们科还有专门的康复治疗师，可以指导和协助我们完成这些不同等级的运动方案。

（1）一级运动：床上的被动运动，肢体的拉伸、内旋、外展，每日给予患者四肢被动运动2次（10：00、15：00各1次），每次10～15min，每2h翻身一次。

（2）二级运动：除翻身外，要求患者维持坐姿至少20min，每日3次，当患者的上臂能够抵抗重力运动时，即进入三级运动方式。

（3）三级运动：除按二级运动的方式外，还可要求患者坐于床沿，当双腿能够抵抗重力运动时，即进入四级运动方式。

（4）四级运动：除按三级运动的方式外，要求患者站立或坐在轮椅上，每日保持坐位至少20min。当然要根据患者的不同情况进行调整。我们还有一个优势,即我们科室拥有各种康复仪器设备,如双下肢气压泵、脚踏车式运动仪、站立辅助床等等,可根据不同运动等级加以利用。

护士长:

说得很好,机械通气患者的早期运动在其他医院已很好地开展了,我们确实需要在这方面多多努力。今天我们讨论了病毒性脑膜脑炎,大家都知道病毒感染性疾病是自限性疾病,病程少则一周,多则两三周,症状就会自动减轻。因此,只要我们坚持,守住生命的最后一关,患者就会给我们一个"奇迹",一个突破层层困难,在绝望里重生的奇迹。

(赵海燕　潘建能　鲍郸娜)

参考文献

[1]申辛欣,马学军.病毒性脑炎脑膜炎症候群病原学研究进展[J].中华实验和临床病毒学杂志,2017,31(1):75-78.

[2]赵二义,王带媚,文国强,等.急性病毒性脑膜脑炎合并周围神经病一例报道[J].中华神经医学杂志,2015,14(1):84-86.

[3]王建东,王岩,李杰.核磁共振成像与脑脊液分析在

中枢神经系统感染鉴别诊断中的价值[J].中华医院感染学杂志,2015,35(16):3731-3735.

[4]温昌明,王新凯,张保朝.脑脊液相关指标联合检测在颅内感染诊断中的应用[J].中华医院感染学杂志,2015,25(12):2728-2730.

[5]谢安慰,阐玉英,钮美娥,等.儿童腰椎穿刺护理干预的研究进展[J].中华现代护理杂志,2016,22(11):1625-1628.

[6]高春华,冯洁惠,尹慧芳,等.ICU机械通气患者早期运动方案的制订及安全管理[J].中华护理杂志,2012,47(9):810-812.

[7]颜冉冉,孟祥丽,张立文.早期运动在ICU机械通气患者中应用进展[J].中华现代护理杂志,2017,23(24):3169-3171.

[8]Tensini T, Muro M D, Queiroz-Telles F, et al. Geographic distribution of patients affected by cryptococcus neoformans/ cryptococcus gattii species complexes meningitis, pigeon andtree populations in Southern Brazil [J]. Mycoses, 2017, 60(1): 51-58.

[9]Hammoudi N, Ishikawa K, Hajjar R J. Adeno-associated virusnmdiatedgene therapy in cardiovascular disease [J]. Curr Opin Cardiol, 2015, 30(3): 228-234.

[10] Grahn A, Hagberg. Cerebrospinal fluid biomarkers in patients with varicella-zoster virus CNS infections [J]. Journal of Neurology, 2013, 260(7): 1813-1821.

[11] Shaikh F, Voicu L, Tole S, et al. The risk of traumatic lumbar punctures in children with acute lymphoblastic leukaemia [J]. European Journal of Cancer, 2014, 50(8): 1482-1489.

[12] Moms P E, Griffin L, Berry M, et al. Receiving early mobility during an intensive care unit admissjon is a predictor of improved outcomes in acute respiratory failure [J]. Am J Med Sci, 2011, 341(5): 373-377.

[13] Momndi A, Brummel N E, Ely E W. Sedation, delirium and mechanical ventilation: The 'ABCDE' approach [J]. Curr Opin Crit Care, 2011, 17(1): 43-49.

案例十三 脑出血继发癫痫

【查房内容】脑出血继发癫痫患者的治疗和护理

【查房形式】三级查房

【查房地点】ICU病房

护士长：

我们科是综合监护病房，因此会接收各种内科、外科及手术后的患者，有些患者的病情会比较复杂。最近，科室接收的脑出血继发癫痫的患者较多，做好癫痫患者的病情监测和护理是相当重要的。我们就昨天收治的这位脑出血继发癫痫患者的病情进行探讨和学习，希望通过此次查房，大家对癫痫疾病有更深的认识，以便更好地护理患者。下面先请责任护士小杨介绍一下该患者的病情。

责任护士小杨：

患者沈先生，68岁。因"不慎摔倒致神志不清4h"入我院急诊。入院时，患者能被呼唤而睁眼，并可进行简单言语交流，随后，患者的意识逐渐恶化，发生昏迷，对呼唤刺激无反应，四肢无活动，并发生恶心、呕吐。急诊CT示：①两侧额叶、右侧枕叶挫伤出血；②两侧额部、颞部、右枕部硬膜下血肿；③右侧大脑局部蛛网膜下腔出血。根据患者的临床表现和影像学检查诊断为：①两侧额叶、右侧枕叶挫伤出血；②两侧额部、颞部、右枕部硬膜下血肿；③广泛蛛网膜下腔出血；④癫痫；⑤高血压病。随后，急诊行"去骨瓣减压术"，术后转入我科。入科时患者全麻未醒，气管插管，机械通气。查体：体温37.6℃，有创血压185/91mmHg，脉搏71次/min，血氧饱和度100%。头部硬膜外引流管引流通畅,引出少量血性液体,双侧瞳孔等大等圆,直径2.5mm,对光反射灵敏。转入我科后,予护胃、解痉、抗癫痫、脱水降颅压、止血、抗感染等对症支持治疗。目前,患者的主要护理问题有:①潜在并发症:出血;②有误吸的风险;③排尿异常;④语言沟通障碍;⑤自理能力缺陷;⑥有皮肤完整性受损的风险。

护士长:

小杨病史汇报得很完整。首先,我们来了解一下癫痫这个病。请小高回答一下什么是癫痫?

护士小高:

癫痫是一种慢性反复发作性短暂脑功能失调综合征,是神经系统常见疾病之一,患病率仅次于脑卒中。癫痫是由大脑神经元反复异常同步化放电引起的,以中枢神经系统功能失调为特征。患者可有不同的临床表现,如运动、感觉、行为、自主神经等功能障碍。癫痫在临床上的突出特点为病程较长、反复发作、致残率高等,严重降低了患者的生活质量。

护士长:

癫痫的发病机制是什么?

护师小胡：

目前,大多数人认为癫痫发作的原因有以下几种:免疫因素、神经递质及其受体异常、胶质细胞活性异常、离子通道异常、遗传因素等。脑内兴奋性神经元-抑制性神经元失去动态平衡,神经元兴奋性增高、异常同步化放电从而引起癫痫发作。

护士长：

脑出血继发癫痫的发病机制是什么?

护士小陈：

脑出血继发癫痫的发生机制较为复杂,可能与以下几个方面有关。

（1）脑出血会激发弥散性脑血管痉挛,使得脑血流量有所降低。大脑受到缺氧刺激后随之出现脑水肿,再加上颅内高压等机械刺激,以及缺血、缺氧、代谢紊乱等一系列异常,促使大量神经元兴奋性异常增高,产生放电,诱导癫痫发作。

（2）脑出血时发生脑水肿、颅内高压等机械刺激,导致缺血缺氧加重,脑细胞生化及代谢功能紊乱,使大量神经元兴奋性增高,产生异常放电,导致癫痫发作。

（3）血肿直接刺激皮层活动区。

（4）脑出血引起的应激反应使体内有关激素发生改变，引起异常放电；若出血进入脑室，使脑干受压，脑脊液循环障碍可导致颅内压增高。脑血管因自身的调节作用而收缩，入颅的脑血流量下降，使血肿周围组织缺血更加严重，也可引起异常放电，从而导致癫痫。

护士长：

脑出血后继发癫痫发作的原因是什么？

护士小范：

目前尚不十分清楚，可能与下列几点有关。①早期癫痫发作主要是由于脑出血引起脑血管局限性或弥漫性痉挛，或是由于出血后脑水肿等，使脑细胞缺血缺氧、代谢紊乱，从而导致神经元兴奋性增高，产生异常放电而引起癫痫。②在治疗过程中，过度脱水、电解质紊乱和感染等因素均可使抽搐阈降低，继而出现癫痫发作。③晚期癫痫发作主要为卒中患者的脑胶质细胞增生、瘢痕形成、萎缩粘连、神经元变性等，从而形成慢性病灶而致癫痫性放电。

护士长：

癫痫如何分型？

护士小刘：

癫痫分为以下五型：①全面强直-阵挛发作（大发作）；②单纯部分发作；③复杂部分发作；④失神发作（小发作）；⑤癫痫持续状态。

护士长：

癫痫的病因有哪些？

护士小范：

癫痫病因极其复杂，可分三大类，并存在多种会影响发病的因素。癫痫的分类及其影响因素如下。

（1）有可疑遗传倾向的特发性癫痫，无其他明显发病病因，常在某特殊年龄段起病，有特征性临床和脑电图表现，诊断较明确。

（2）症状性癫痫是由中枢神经系统病变影响结构或功能等，如染色体异常、局灶性或弥漫性脑部疾病，以及某些系统性疾病所致。

（3）隐源性癫痫，较多见，患者的临床表现提示症状性癫痫，但未找到明确病因，可在特殊年龄段起病，无特定临床和脑电图表现。

护士长：

癫痫的临床表现有哪些？

护士小方：

全面强直-阵挛发作（大发作）系指全身肌肉抽动伴意识丧失的癫痫发作，临床较常因产伤、脑外伤、脑瘤等引起。强直-阵挛发作是癫痫最常见的发作类型，可发生在任何年龄。典型发作可分为先兆期、强直期、阵挛期、恢复期四个临床阶段。发作期间脑电图为典型的爆发性多棘波和棘-慢波综合，每次出现棘-慢波可伴有肌肉跳动。

单纯部分发作是由脑的局部皮质放电引起的，并出现与该部位的功能相对应的症状，包括运动、感觉、自主神经、精神症状和体征。单纯部分发作可分为：①伴运动症状者；②伴躯体感觉或特殊感觉症状者；③伴自主神经症状和体征者；④伴精神症状者。

复杂部分发作习惯上又称为精神运动发作，伴有意识障碍。多在意识丧失前或即将丧失时发生癫痫发作的先兆，故发作后患者仍能回忆。

失神发作（又称小发作）的典型表现为短暂的意识障碍，而不伴先兆或发作后症状。

癫痫持续状态是指单次癫痫发作超过30min，或者癫痫频繁发作以致患者尚未从前一次发作中完全恢复而又发生另一次发作,总时间超过30min。癫痫持续状态是一种需要抢救的急症。

护士长:

我们上面讲了癫痫的分型、发病机制、临床表现,下面我们来讨论一下癫痫的辅助检查。

护士小李:

癫痫的辅助检查包括以下内容。

（1）实验室检查:血常规、尿常规、便常规,以及血糖、电解质(钙、磷)。

（2）脑脊液检查:发生病毒性脑炎时,白细胞计数增多、蛋白质浓度增高;发生细菌性感染时,还会出现糖及氯化物浓度降低;发生脑寄生虫病时,可有嗜酸性粒细胞增多;发生中枢神经系统梅毒时,梅毒螺旋抗体检测阳性。存在颅内肿瘤可有颅内压增高、蛋白质增高。

（3）血清或脑脊液氨基酸分析:可能出现氨基酸代谢异常。

（4）神经电生理检查:如传统的脑电图记录,硬膜下电极(包括线电极和栅电极)放置在脑部可能的癫痫区域。

（5）神经影像学检查:CT和MRI检查大大提高了癫痫病灶异常结构的诊断率。

（6）神经生化的检查：目前已经应用的离子特异电极和微透析探针，可以放置在脑内癫痫区域，测量癫痫发作时间、发作时和发作后的某些生化改变。

（7）神经病理检查：手术切除癫痫病灶的病理检查，可以确定癫痫是由脑瘤瘢痕、血管畸形、硬化炎症、发育异常引起，还是由其他原因引起的。

（8）神经心理检查：此项检查可以评估认知功能障碍，判断癫痫病灶或区域在大脑的哪一侧。

`护士长：`

针对这位患者，我们有哪些治疗方法？

`护士小杨：`

癫痫的治疗可分为控制发作、病因治疗、外科治疗、一般卫生及预防五个方面。其中最重要的是控制发作，控制发作目前是以药物治疗为主的。临床上可根据癫痫发作类型选用抗癫痫药物，一旦找到可以完全控制发作的药物和剂量，就应持续用药。一般情况下，若药物可完全控制发作，且无不良反应出现，可再继续服用3～5年，才可考虑停药。目前多主张服用一种药物，只有在确认单药治疗失败后，方可加用第二种药物。如失神发作或肌阵挛发作无法用单药控制者，可合用乙琥胺和丙戊酸钠，或两者之一加用苯二氮䓬类药物。对混合型癫痫可以根据发作类型联合用药,但以不超过3种药物为宜。用药宜从小剂量开始,然后逐渐增量,以既能控制发作,又不产生毒性反应的最小有效剂量为宜。换药宜采取加用新药、递减旧药的原则,不能骤然停药。

预防癫痫发作,需要严格遵循药物治疗原则:①对于偶然发病或首次发病的患者,确定是否需要用药。②根据患者的癫痫类型,以及患者对药物治疗的反应、患者的年龄、全身状况、对药物的耐受性等合理的选择药物。③尽量选择单药治疗,应自小剂量开始,缓慢增至能最大限度地控制发作而无毒性反应的最低有效剂量。④坚持长期规律治疗,癫痫治疗是一个长期过程,部分患者需终生服药,千万不能自行停药,如果停药要严格遵医嘱进行。对于癫痫持续发作时的治疗,应迅速控制发作,足量、有效地给予控制大发作的药物。可以选择的药物包括以下几种:①地西泮,是首选药物。成人剂量:10～20mg缓慢静推,单次大剂量不超过20mg;如15min后复发可重复注射,或遵医嘱应用地西泮100～200mg,溶于250mL 5%葡萄糖中,于12h内缓慢静脉滴注。②还可以选用氯硝西泮和异戊巴比妥钠等静脉滴注,或者应用10%水合氯醛保留灌肠。如出现呼吸抑制,应及时停药;保持患者呼吸道通畅;纠正酸碱平衡、电解质紊乱;预防或治疗感染等。

脑出血术后要严格防止脑水肿,可用20%甘露醇250mL快速静脉滴注或地塞米松10～20mg静脉滴注;高热可采用物理降温。发作控制后,继续用苯巴比妥钠0.2g肌内注射,每日3~4次,连续3~4天。清醒后可选用口服药物,过渡到长期维持治疗。我们科室目前应用的药物有丙戊酸钠、丙泊酚、味达唑仑和芬太尼。

护士长:

针对癫痫患者,我们需要配合医生采取哪些预防措施?

护士小陈:

我们需要采取的预防措施如下。

(1) 预防癫痫病的发生,应详细地进行家系调查,了解患者双亲、同胞和近亲中是否有人有癫痫发作史及其发作特点。对能引起智力低下和其他的严重遗传性疾病,应进行产前诊断或新生儿期筛查,以决定及时终止妊娠还是早期进行治疗。防止分娩意外,由于产伤是癫痫发病的重要原因之一,避免产伤对预防癫痫有重要意义。

(2) 癫痫是一种慢性疾病,可迁延数年甚至数十年之久,因而可对患者身体、精神、婚姻以及社会经济地位等造成严重的不良影响。在家庭关系、学校教育和就业等方面的不幸和挫折、文体活动方面的限制等,可使患者产生耻辱和悲观心理,严重影响患者的身心健康,这就要求社会各界对癫痫患者给予理解和支持。

（3）需要按照药物治疗的原则进行：①若患者是偶然发病或者是首次发病，应确定其用药的必要性。②根据癫痫的类型，考虑患者的药物反应、耐受性等，从而选择合适的药物。③选择单药治疗，剂量由小到大。④坚持长期治疗，如果停药，需要按照医嘱进行。

护士长：

通过上述学习，相信大家对癫痫有了较全面和深入的认识。接下来我们讨论一下癫痫患者的护理措施。

护士小陆：

对癫痫患者的护理措施包括常规护理措施和优质护理干预，具体如下。

一、常规护理措施

急性期患者需绝对卧床休息，头置冰袋，心电监护；严密观察患者的病情变化，抽搐的次数、持续时间、发作次数等；密切观察患者意识及瞳孔的变化，准确记录24h液体出入量。

癫痫发作时需由专人护理，保持患者呼吸道通畅，切勿强行按压或约束抽搐的肢体，可加用床挡，以防止坠床；平时使患者保持情绪稳定，指导家属做好防护措施，按时服药，限制探视，保持病房安静，避免强光刺激，为患者提供良好的住院环境，促进患者早日康复。

二、优质护理干预

（1）对症护理：协助医生确定癫痫发作的原因，制定相应的护理计划，给予心电监护，严密观察患者病情变化。对于高热患者要积极采取降温措施，尤其是头部降温，防止患者因体温过高而发生呼吸、心力衰竭。严密观察患者瞳孔及神志的变化，因为瞳孔大小、形状及对光反射的改变是脑出血加重和脑疝形成的极为重要的体征。使用床挡，防止坠床。患者发生抽搐时，禁止强压患者肢体，以避免发生脱臼或骨折，按压患者关节处时应加海绵垫予以保护，防止皮肤损伤。将牙垫垫于臼齿间，以防咬伤舌头。对输液侧肢体使用约束手套，以避免输液针脱出。

（2）保持患者呼吸道通畅，防止发生吸入性肺炎或窒息。将床头摇高30°～45°，使用角度测量尺严格控制床头抬高的角度；将昏迷患者、舌后坠患者头偏向一侧。患者口、鼻腔分泌物较多时要及时清除，给予吸痰。吸痰前后加大给氧流量，避免吸痰时间过长，一般不超过15s，以免引起反射性呼吸、心搏骤停。检查患者牙齿有无松动及有无义齿，及时采取相应措施。抽搐时禁止喂食。

（3）皮肤护理：加强对患者皮肤的护理，保持床单清洁、干燥。对存在发生压疮风险的患者，应根据Braden及压疮危险因素评分表，实施压疮风险评估，识别高危因素，有针对性地落实预防压疮的措施，例如使用气垫床及翻身垫、脚踝处用软枕支撑,保证每2h翻身一次,必要时在高危部位使用预防性敷料。

（4）饮食护理:给予清淡易消化的饮食,避免辛辣刺激性食物。喂食时将床头摇高30°～45°,头前屈,选择有适当黏性、不易松散、通过食管时容易变形且不易残留在黏膜上的食物,用长柄勺子将食物送至舌根附近;喂食后保持进食体位至少30min。对于进食困难的患者,进行吞咽功能评估及训练,如患者出现呛咳反应,应向医生汇报,并遵医嘱给予鼻饲。与营养科共同制定鼻饲患者的营养食谱。严密观察有无胃潴留及胃出血现象,防止应激性溃疡的发生。

（5）口腔护理:患者因神志不清、高热、抵抗力差,极易引起口腔感染,因此要加强口腔护理。对于张口呼吸的患者,可用湿纱布覆盖口唇,保持口腔及呼吸道湿润;口唇干裂者可涂润唇油。

（6）心理护理:对清醒的患者,护理人员应加强与患者的沟通,了解患者的心理状况及需求,并引导家属多关心患者,消除自卑、悲观的情绪,帮助患者融入社会,消除心理障碍;对昏迷患者,我们除了对家属进行安抚外,还可以对患者采取"唤醒护理",即为患者重复播放其喜欢的音乐和家属的爱心话语,责任护士或者家属对患者进行全身触摸、安抚。

（7）健康指导:患者出院时,嘱咐患者随身携带资料卡,注明其详细资料,以备病情突发时急救,提高患者及其家属对治疗的依从性及配合度；嘱患者避免从事高空作业、驾驶等工作，避免过度劳累、情绪不稳定、受惊吓等可能诱发癫痫发作的情况，建立出院随访制度。观察药物反应，在静滴地西泮时，注意其对心跳、呼吸的抑制作用，注射时严密观察患者呼吸、心跳情况。在静滴甘露醇时，除需要快速输入外，还需避免液体渗漏，以防止组织坏死及静脉炎的发生。固定好静脉注射部位，加强巡视。

护士长：

好的，今天查房大家发言都很积极，现在我来总结一下。这次查房我们对癫痫的病因、诱因、临床表现、治疗和护理措施及健康教育进行了讨论和学习。希望通过今天的查房大家都有新的收获！

（杨 建 张袖宇）

.... **参考文献** ....

[1]张静.护理干预对脑出血后癫痫患者的效果观察[J].河南外科学杂志,2005,11(1):80-81.

[2]栗晓宏,邓增山.脑出血后继发癫痫的临床分析[J].山西医药杂志,2009,38(2):169-170.

［3］招树涛.71例脑出血后继发癫痫的脑电图分析［J］.中外医学研究,2013,(23):79-80.

［4］赵萍.脑出血术后癫痫的预防及护理对策［J］.医学信息,2013,(28):224.

［5］杨晨,孟冬梅,郝凤梅,等.脑出血术后癫痫的预防及护理方法［J］.世界最新医学信息文摘(电子版),2012,(10):20-21.

［6］李建标.50例脑出血后癫痫临床分析［J］.中外医疗,2012,31(12):32-33.

［7］周懿,温亚茹,杨永慧,等.脑出血并发癫痫的观察与护理［J］.中国伤残医学,2014,22(14):265-266.

［8］沈洪波,田莉.脑出血后继发癫痫的临床特点与病机分析［J］.西部医学,2011,23(6):1098-1099.

［9］刘清华,谢常春,康海穗,等.脑出血患者并发癫痫的护理及预防［J］.内蒙古中医药,2012,31(12):171-172.

案例十四　甲状腺结节

【查房内容】甲状腺结节手术患者的护理评估要点和重点监测内容

【查房形式】三级查房

【查房地点】ICU 病房

护士长：

甲状腺结节是一种临床常见病,近三十年来甲状腺结节的检出率明显增高。流行病学研究显示,生活在非缺碘地区的人群中,有5%的女性和1%的男性有可触及的甲状腺结节,利用高分辨率超声检查所获得的甲状腺结节的患病率为20%～76%。甲状腺结节患者的甲状腺癌患病率为5%～15%。在我国,甲状腺癌的发病率也呈现增高的趋势,同时非必要的甲状腺结节手术率也显著升高。今天我们组织一次关于甲状腺结节手术后患者的教学查房,分析并讨论如何鉴别甲状腺结节的良恶性,对术后并发症、引流管的护理及对患者的心理护理。希望通过这次查房使大家都有新的收获。下面先请责任护士小陈汇报一下病史。

责任护士小陈：

患者竺女士,57岁,因"双侧甲状腺肿瘤"于2018年1月2日收住入院。半年前患者体检时,行超声检查发现双侧甲状腺存在占位,约黄豆大小,无颈部疼痛,无皮肤红肿,无发热,无声音嘶哑,无吞咽不适,当时未服药,未手术。半年间,患者自觉肿物大小无变化。今来我院就诊,复查颈部超声示:

双侧甲状腺实性占位,部分伴钙化,建议手术。患者既往有高血压病史10年余,最高血压160/90mmHg,平素每日清晨服用1片拉西地平片以控制血压,血压控制可。于2018年1月5日在全麻下行双侧甲状腺癌根治术(双侧甲状腺全切＋双侧中央区淋巴结清扫术),手术顺利,术中生命体征平稳。术后拔管后患者出现吸气性呼吸困难,再次气管插管后转入我科继续治疗。

转入我科时,患者全麻未醒,气管插管,机械通气,颈部切口敷料包扎,敷料清洁、干燥,颈部引流管引流通畅,引流液为血性液体,予心电监护、有创血流动力学监测,同时予对症治疗。19:30患者主诉喉咙持续性锐痛,重症监护疼痛观察量表(CPOT)4分。向医生汇报,医嘱予曲马多0.1mg肌注,半小时后患者诉喉咙疼痛较前缓解。患者于1月6日上午再次拔除气管插管,拔管后出现一过性吸气性呼吸困难,之后稍缓解。1月7日患者神志清楚,声音嘶哑,发言低沉,对答切题。可咳嗽,咳痰较费力,痰液为白色黏痰,不易咳出。饮水易呛咳,自主呼吸时有急促,颈部切口敷料包扎中,敷料干燥,未见明显渗血、渗液,接负压引流球,引流通畅,双肺呼吸音粗,可闻及散在哮鸣音。今晨查血常规示:白细胞计数13.2×10⁹/L,血红蛋白128g/L。生化全套:白蛋白38.5g/L,AST 10IU/L,肌酸激酶同工酶26IU/L,钙(急诊)2.02mmol/L,超敏C-反应蛋白52.71mg/L。

患者现存的主要护理问题有：①疼痛；②气体交换受损，清理呼吸道无效；③无法自主改变体位；④知识缺乏；⑤皮肤完整性受损的危险；⑥活动无耐力。

护士长：

小陈病史汇报得很详细，从上面的病史上我们可以看出，患者是在体检的时候发现甲状腺结节，那么，甲状腺结节的定义是什么？

主管护师小杨：

甲状腺结节是指甲状腺细胞在局部异常生长所引起的病变。虽能触及，但在超声检查中未能证实的"结节"，不能诊断为甲状腺结节。体检未能触及，而在影像学检查偶然发现的结节称作"甲状腺意外结节"。

实习护士小赵：

老师，甲状腺有什么作用？

护士小苏：

甲状腺是人体最大的内分泌腺，位于气管两侧、颈部甲状软骨下方，形状类似蝴蝶或盾甲，所以被称之为甲状腺。甲状腺受到神经刺激后分泌甲状腺激素，作用于人体相应器官而发挥生理效应。

甲状腺素的生理功能主要为：①促进新陈代谢，并增加产热。②促进生长发育，对长骨、脑和生殖器官的发育生长至关重要，尤其是在婴儿期，若此时缺乏甲状腺激素会患呆小症。③提高中枢神经系统兴奋性，此外，还有加强和调控其他激素的作用，即加快心率、加强心肌收缩力和加大心排血量等作用。

护士长：

研究表明5%～15%的甲状腺结节为恶性，即甲状腺癌。良恶性甲状腺结节的临床处理不同，对患者生存质量的影响、涉及的医疗花费也有显著差异。因此，甲状腺结节评估的要点是良恶性鉴别。那么，有没有什么好的方法对甲状腺结节的良恶性进行鉴别呢？

护师小徐：

（1）实验室检查：①所有甲状腺结节患者均应检测血清促甲状腺激素（TSH）水平。研究显示，如甲状腺结节患者TSH水平低于正常，其恶性的比例低于TSH水平正常或升高者。②甲状腺球蛋白（Tg）是甲状腺产生的特异性蛋白，由甲状腺滤泡上皮细胞分泌。多种甲状腺疾病均可引起血清Tg水平升高，包括分化型甲状腺癌、甲状腺肿、甲状腺组织炎症或损伤、甲状腺功能亢进症等,因此血清 Tg 不能鉴别甲状腺结节的良恶性。③降钙素由甲状腺滤泡旁细胞(C 细胞)分泌,但是当血清降钙素升高不足 $100\mu g/L$ 时,诊断甲状腺髓样癌的特异性较低,因此,应用血清降钙素指标筛查甲状腺髓样癌的临床意义有限。

（2）超声检查:高分辨率超声检查是评估甲状腺结节的首选方法。所有甲状腺结节患者均应行颈部超声检查。某些超声征象有助于鉴别甲状腺结节的良恶性。下述两种甲状腺结节的超声改变几乎均为良性:①纯囊性结节;②由多个小囊泡占据50%以上结节体积,呈海绵状改变的结节。而以下超声征象提示甲状腺癌的可能性大:①实性低回声结节;②结节内血供丰富(TSH 水平正常);③结节形态和边缘不规则、晕圈缺如;④微小钙化、针尖样弥散分布或簇状分布的钙化;⑤同时伴有颈部淋巴结超声影像异常,如淋巴结呈圆形、边界不规则或模糊、内部回声不均、内部出现钙化、皮髓质分界不清、淋巴门消失或囊性变等。通过超声检查鉴别甲状腺结节的良恶性与超声医生的临床经验相关。

护士小戴:

那有没有一种方法可以在手术前就可以明确知道甲状腺结节是良性还是恶性?

主管护师小胡：

　　高分辨率超声技术的应用提高了甲状腺疾病的检出率。甲状腺结节的良恶性鉴别是超声和临床诊断的重要目的，各种检查技术均围绕这一目的开展。甲状腺穿刺活检常常能够明确结节的病理性质，已经成为临床不可或缺的检查手段。

　　甲状腺穿刺可分为粗针穿刺和细针穿刺两种，粗针穿刺的优点是获取组织量大，但对甲状腺正常组织损伤较大，出血等并发症的发生率高，且甲状腺结节一般较小，穿刺阳性率低；细针穿刺技术很早就应用于诊断甲状腺结节的良恶性。细针穿刺活检（FNAB）是诊断甲状腺结节敏感度和特异度均最高的方法，敏感度为83%，特异度为92%。术前FNAB检查有助于减少不必要的甲状腺结节手术，并可帮助确定恰当的手术方案。

　　凡直径＞1cm的甲状腺结节，均可考虑行FNAB检查。但在下述情况下，FNAB不作为常规：①经甲状腺核素显像证实，有自主摄取功能的"热结节"。②超声提示为纯囊性的结节。③根据超声影像已高度怀疑恶性的结节。

　　直径＜1cm的甲状腺结节，不推荐常规行FNAB。FNAB活检结果可分为：恶性、可疑恶性、不确定、良性和取材不满意。

与触诊下行FNAB相比,超声引导下行FNAB的取材成功率和诊断准确率更高。为提高FNAB的准确性,可采取下列方法:在同一结节的多个部位重复穿刺取材;在超声提示的可疑征象部位取材,如在囊实性结节的实性部位取材,同时进行囊液细胞学检查。此外,经验丰富的操作者和细胞病理诊断医生也是保证FNAB成功率和诊断准确性的重要环节。

护士长:

良性的甲状腺结节可暂时不予手术,定时复查。甲状腺癌的治疗方法有很多,有些正在尝试使用分子靶向治疗来处理比较特殊的甲状腺癌,就如今来说,外科手术是依然是甲状腺癌的治疗首选。甲状腺癌的切除方式有哪些?

护师小杜:

甲状腺癌的切除术式主要包括全甲状腺切除术或近全甲状腺切除术和甲状腺腺叶+峡部切除术。全甲状腺切除术,即切除所有甲状腺组织,无肉眼可见的甲状腺组织残存;近全甲状腺切除术,即切除几乎所有肉眼可见的甲状腺组织(保留<1g的非肿瘤性甲状腺组织,如喉返神经入喉处或甲状旁腺处的非肿瘤性甲状腺组织)。

全或近全甲状腺切除术可为甲状腺癌患者带来下述益处:①一次性治疗多灶性病变。②有利于术后监控肿瘤的复发和转移。③有利于术后 ^{131}I 治疗。④降低肿瘤复发和再次手术的概率(特别是对中、高危甲状腺癌患者),从而降低了再次手术导致严重并发症的发生率。⑤准确评估患者的术后分期和危险度分层。

全或近全甲状腺切除术虽有益处,但不可避免地会造成患者发生永久性甲状腺功能减退症;并且,全或近全甲状腺切除术对外科医生专业技能的要求较高,术后发生甲状旁腺功能受损和(或)喉返神经损伤的概率增大。

护士小吴:

恶性肿瘤患者往往需要进行淋巴结清扫,那对于甲状腺癌的患者应如何进行淋巴结清扫?

护师小洪:

甲状腺癌常规清扫双侧中央组淋巴结,清扫范围是上界至甲状软骨,下界达胸腺,外侧界为颈动脉鞘内侧缘,包括气管前、气管旁和喉前淋巴结。颈部淋巴结转移是甲状腺癌患者(尤其是年龄≥45岁者)复发率升高和生存率降低的危险因素。20%～90%的甲状腺癌患者在确诊时即存在颈部淋巴结转移,多发生于颈部中央区。28%～33%的颈部淋巴结转移在术前影像学和术中检查时未被发现,而是在预防性中央区淋巴结清扫后得到病理证实。

护士长：

甲状腺癌手术之后有哪些并发症？

主管护师小虞：

甲状腺癌手术的并发症包括：切口出血、喉返神经损伤、喉上神经损伤、呼吸道梗阻、甲状旁腺损伤（一过性或永久性低钙血症）等。

（1）切口出血：一般切口出血发生于术后24h以后，由于甲状腺的血管比较丰富，并且含有较大的颈动脉血管，因此进行手术时损伤到血管的概率非常大。患者术后过多说话、过早进食等均有可能造成出血，所以须叮嘱患者避免多说话、咳嗽，减少喉颈部的剧烈运动，防止切口出血。

（2）喉返神经损伤是甲状腺手术最严重的并发症，会给患者生活造成极大的影响。大多数是由于术中不慎将喉返神经切断、缝扎、钳夹或牵拉过度而致永久性或暂时性损伤；少数由血肿或瘢痕组织压迫或牵拉所致。前者在术中立即出现症状，后者在术后数小时或数天才出现症状。切断、缝扎会引起永久性损伤，钳夹、牵拉过度、血肿压迫所引起的多数为暂时性损伤，一般经3～6个月理疗可恢复或好转。单侧喉返神经损伤引起声音嘶哑，可由健侧声带向患侧过度内收而代偿。双侧喉返神经损伤所导致的双侧声带麻痹，可引起失声、呼吸困难,甚至窒息,应立即行气管切开。据文献报道,因甲状腺手术造成喉返神经暂时性损伤率＞1.5%,永久性损伤率＞0.3%。因此,正确辨认喉返神经并保护其解剖功能完好是减少术后并发症的重要措施。

（3）喉上神经损伤:喉上神经外支损伤可使环甲肌瘫痪,引起声带松弛、声调降低;内支损伤可使喉部黏膜感觉丧失,患者进食时,特别是饮水时,容易发生误咽、呛咳,应协助患者取坐位,进半流质饮食,一般于术后数日可恢复正常。

（4）呼吸道梗阻:气管塌陷致呼吸困难是甲状腺癌术后最危险的并发症,一般发生在术后36h内,临床表现有进行性呼吸困难、烦躁、发绀,甚至窒息,所以术后必须认真观察患者呼吸、血压、气色等方面的状况,以便及时采取相应的措施。导致呼吸困难的主要原因有气管塌陷、喉头水肿、双侧喉返神经损伤或加压包扎不善等,以及因手术过程中止血不到位致切口内出血而压迫气管。竺女士在手术室拔管未成功,予再次插管,到我们科后第二天拔管后也出现一过性吸气困难,从病史看有可能是喉头水肿引起的。所以,对于术中全身麻醉的患者,若其清醒后需平卧,应避免多说话,并保持颈部引流畅通。在患者床边备好急用的无菌手套、气管切开包与吸痰器,防患于未然。此外,还应叮嘱患者颈部不宜进行太大动作,并且要少活动,或在颈部两侧敷上冰袋,以有利于伤口愈合。

（5）低钙血症：进行甲状腺癌外科手术时，若损伤到甲状旁腺或不慎切除甲状旁腺，会导致甲状旁腺功能减退，从而发生低钙血症。血清钙正常值为2.11～2.52mmol/L。手术前，竺女士血清钙为2.41mmol/L，术后第一天血清钙为2.07mmol/L，术后第二天血清钙为2.02mmol/L，术后第三天血清钙为1.98mmol/L。患者术后发生低钙血症，其症状表现有面色苍白、口唇麻木及四肢抽搐等。因此，术后须对患者病情进行严密观察、监控，做好患者尿钙、血钙以及肾功能等各项指标的检查。此外，还可以让患者服用补钙药物与维生素D，嘱咐其多休息，并避免食用含磷过高的食物，如动物肝脏、肉松、牛肉、鱼肉等。

实习护士小朱：

老师，那有没有好的方法降低喉返神经损伤的发生率？

护师小潘：

随着科技的发展，应用术中神经监测技术降低了喉返神经的损伤率，并可使医生可以较容易地将神经与血管从解剖结构中游离出来，在较短的时间内找出喉返神经行走区域，以减少损伤，更大程度地保护喉返神经。术中神经监测技术的应用，可缩短手术时间及患者住院天数，提高疗效，减少损伤，降低住院费用；在围手术期，护理人员的护理配合的重要性不容忽视。在精准医疗时代,术中神经监测技术为医护人员在进行高风险和复杂甲状腺手术中保驾护航。

护士长:

甲状腺位于颈部深筋膜的一个封闭间隙内,组织血运十分丰富。甲状腺手术主要采取开放的手术方式,其手术创面较大,术后创面渗血、渗液较多,且颈部组织较疏松,加压包扎会影响呼吸。如术后不放置引流管,渗出物不断积聚不仅会影响切口愈合,还可能影响患者的呼吸,甚至危及生命。有专家认为,甲状腺术后术区积血、积液一旦超过50mL就有发生窒息的风险,为减少窒息的发生,建议术后常规放置引流管。但若术后引流不通畅,组织和凝血块堵塞引流管,同样会导致积血、积液,从而压迫气管,导致患者窒息。甲状腺术后放置引流管的目的是什么?

护师小高:

甲状腺术后放置引流管主要有两个目的:①引流创面的渗血、渗液,减少其对气管和周围组织的压迫,减轻对切口愈合的影响。②可以及时发现活动性出血,以便及时采取止血和急救措施。

护士长：

甲状腺术后引流的方式有哪些？

护师小高：

甲状腺术后引流的方式分为两类。

（1）无负压引流，包括皮片引流、烟卷引流和胶管引流。①皮片引流：皮片引流是最早应用于甲状腺术后的一种引流方式。皮片引流时，需保持覆盖切口的纱布干燥，当其被浸湿时，应及时予以更换。切口包扎需维持一定的压力，以利于渗液、渗血被及时引流；换药时，应及时调整引流片位置，以保证有效引流。烟卷引流与皮片引流相似。②胶管引流：胶管引流是甲状腺术后的另一种引流方式，引流管因材料不同可分为乳胶管和橡胶管。引流管尽可能放置在腺瘤切除后留下的创腔中下部，不要过深，切口以通过胶管为度，不宜过大或过小。引流管直径的选择，应在确保引流通畅的基础上，尽量选择管径较小的引流管，并不是只要达到彻底引流的效果就可以任意选择。研究表明，过粗的引流管会加重对创面的机械性刺激。此外，胶管引流也可外接负压吸引装置，改造为引流效果更好的负压引流。

（2）负压引流，包括低负压引流和高负压引流。①低负压引流：低负压引流是甲状腺术后广泛使用的一种引流方式,其中最常使用一次性负压吸引球,负压值为60~100mmHg。术后将负压吸引球置于显眼的位置,为保证持续、有效地负压吸引,必须及时排空负压吸引球内的空气和引流液,并在调整负压后重新接好。术后密切观察手术当日引流量,一般为20~40mL,以后将逐日减少。当引流量>40mL/d时,应警惕创面止血不彻底;术后引流量<10mL/d时,可拔除引流管,一般于术后48h内拔管。负压吸引球排气一般维持每4~5h一次,避免术后反复打开负压球与引流管交接处。为尽量减少逆行感染,需严格遵守无菌原则,最好于排液前后各消毒接口处1次。②高负压引流:高负压引流是近年来应用于临床的一种引流方式,与低负压引流相比有更高的负压值,但具体负压值尚无统一规定。

护士小吴:

我们今天教学查房的患者使用的是低负压引流,为什么要选择这种引流方式?

护师小徐:

皮片引流和胶管引流是被动引流,而低负压引流是主动引流,是目前甲状腺术后最常使用的引流方式。低负压引流通过主动负压作用将术后创面积血、积液吸出,减少因创面积血、积液导致的呼吸困难和创面感染,并可有效促进新鲜肉芽生长。

　　但也有学者通过比较两种用于甲状腺术后引流的负压引流装置的效果认为,低负压引流虽有较好的引流效果,但也有不足之处:①负压值较小、引流管部分管径较小,易导致引流不充分。②引流管部分管腔细长,容易受压扭曲堵塞,为保证引流通畅,必须每1~2h挤压引流管一次,但这会打扰患者的休息,尤其是在夜间,会影响患者的睡眠。③从引流管活塞孔放液虽然是无菌操作,但难免会发生操作者自身污染及院内感染,这不仅增加了护理人员的工作量,还增加了切口感染的发生率。

　　而高负压引流较低负压引流的负压值更高,可使甲状腺术后术区上下皮瓣及组织有更强的吸附作用,从而促进创腔内组织紧贴在一起。这样一来,不仅引流效果较好,还具有促进术区止血、减少渗出的优点,能明显降低术后并发症的发生率。使用高负压引流时,引流量会明显增多,这可能是其更加通畅、效果更好的原因;但同时,使用高负压引流也可能会加重术后的渗血、渗液。

　　总体来说,低负压引流虽有不足之处,但价格适中,引流效果肯定,是目前临床中优先选用的引流方式。

护士长:

　　目前,腔镜技术广泛应用于甲状腺手术后。同时,超声刀、可吸收性止血纱布、流体膜等先进技术的应用,很大程度上减少了术后创面渗血,使甲状腺术后不予引流变得可行。有谁能解释一下吗?

主管护师小杨:

甲状腺术后引流的主要目的是减少术后术区积血。因此,术前充分准备、及时发现和治疗有可能导致出血的疾病,如凝血功能障碍、高血压、糖尿病、甲状腺功能亢进症等;术中仔细解剖、牢靠结扎血管残端、严格止血;术后积极给予化痰、止咳等对症支持治疗,可使患者术后术区出血的概率大大降低。此外,外科黏附剂应用于甲状腺术后亦取得了不错的效果,其中,医用生物蛋白胶能够封闭缺损组织,防止创面的渗血、渗液,对小静脉和毛细血管出血都有很好的止血效果,还能促进创面愈合,防止组织粘连。研究表明,减少甲状腺术后并发症的发生,应更加强调术者手术技术的提升和术中操作的细致,而不是一味地追求放置引流管。

总之,并非所有的甲状腺手术术后都需要放置引流管,没有必要的引流不仅不能减少术后积血、积液等并发症的发生,反而会增加患者术后发生疼痛和感染的概率,明显延长住院时间。因此,应根据具体情况综合考虑是否放置引流管。

以下情况不予引流是安全的:①甲状腺良性疾病,手术创面小。②术野暴露好,解剖层次好。③术中出血量少,渗液少。④手术时间≤3h。目前,医学界对于甲状腺术后是否应该常规放置引流管并没有达成共识。

护士长:

术后疼痛是一种机体对组织损伤和修复过程的复杂生理心理反应,是患者术后常见的临床症状。术后疼痛可以引起机体强烈应激反应,影响切口愈合;同时,术后疼痛还可以引起交感神经高度兴奋,从而导致心率加快,血压升高,肺通气受到影响,胃肠蠕动变慢,以及多种激素的释放受到影响,从而影响机体心、脑、肾等重要脏器血液供应,继而诱发意外事件,严重威胁患者身心健康。据统计,75.5%的择期外科手术患者会担心术后出现严重疼痛,92%的患者术后需要镇痛,50%以上的患者术后72h仍然存在严重疼痛。近年来,多种因素导致择期行甲状腺手术患者的数量逐年增加,甲状腺手术后疼痛引起的诸多不适和意外事件越来越受到医护人员的重视。对此我们有哪些应对措施呢?

护士小戴:

患者术后出现严重疼痛,以使用地西泮、哌替啶、吗啡等药物镇痛治疗为主。但实际上,疼痛的程度受患者主观因素影响很大,很大程度上讲是一种情感体验。因而,预防和减轻术后疼痛不应该仅仅局限于生理因素,还要重视社会心理因素。术后疼痛是身心综合反应的结果,给予必要的心理干预可以减轻患者对手术的恐惧和焦虑心理,提高疼痛阈值,降低其对疼痛的敏感性,从而减轻术后疼痛。

有研究表明,护理人员分别从术前、术中和术后对患者进行音乐治疗联合心理干预,可以有效减轻疼痛。术前通过健康宣教纠正患者对疼痛的错误认识,让患者充满战胜疾病的信心;术中通过与患者沟通交流,分散其注意力,保证手术顺利进行;术后及时看望患者,教会患者分散注意力,鼓励患者以非药物治疗手段来减轻疼痛。还有研究显示,疼痛阈值与患者情绪密切相关,音乐能够使垂体分泌具有镇痛作用的内啡肽,内啡肽是一种天然镇痛剂。因此,音乐治疗可以提高患者的疼痛阈值,减轻患者紧张、焦虑、恐惧等负面情绪,有很好的镇静、镇痛效果。因此,对择期行甲状腺手术的患者,在术前常规护理的基础上采用音乐治疗联合心理干预,可明显减轻其术后疼痛,值得临床推广应用。

护士长:

好的,今天大家讲得都很好,下面我总结一下今天的查房。这次教学查房我们对甲状腺结节的定义、良恶性鉴别、手术方法、术后引流管的护理、术后并发症及心理护理进行了学习。希望通过今天的查房,大家能学到一些新的知识。

(邢红叶　沙宇毅　唐莺莺)

参考文献

[1]中华医学会内分泌学分会,中华医学会外科分会内分泌学组,中国抗癌协会头颈肿瘤专业委员会,等.甲状腺结节和分化型甲状腺癌诊治指南[J].中华内分泌代谢杂志,2012,28(10):779-797.

[2]董舒,常才.超声引导下甲状腺细针穿刺活检的研究与进展[J/CD].中华医学超声杂(电子版),2013,10(6):433-436.

[3]中华医学会内分泌学分会,中华医学会外科学会.甲状腺结节和分化型甲状腺癌诊治指南[J].中国肿瘤临床,2012,39(17):1249-1273.

[4]王勇,王平,俞星,等.甲状腺手术中迷走神经显露及喉返神经的持续性术中神经监[J].中华外科杂志,2016,54(11):828-832.

[5]杨群英.甲状腺患者术后并发症的预防及护理体会[J].中国医药指南,2013,11(29):260-261.

[6]汤莉.护理干预对甲状腺肿瘤术后康复的效果分析[J].中国药业,2013,38(1):170-171.

[7]段家镜,蒋伟国,赵淑艳,等.甲状腺术后不行引流105例报道[J].中国普外基础与临床杂志,2015,22(3):311.

[8]王尚前,邵国安,胡学军,等.甲状腺、甲状旁腺术后常规引流的系统评价[J].中国循证医学杂志,2012,12(7):

830-839.

[9]李秀荣.心理干预在甲状腺手术术后疼痛控制中的作用[J].中国健康月刊,2011,30(6):273.

[10]王英,邱玉贞.心理干预对恶性肿瘤围术期患者的影响[J].中华护理杂志,2011,46(12):1184-1186.

[11]American Thyroid Association(ATA)Guidelines Taskforce on Thyroid Nodules and Differentiated Thyroid Cancer, Cooper D S, Doherty G M, et al. Revised American Thyroid Association management guidelines for patients with thyroid nodules and differentiated thyroid cancer[J]. Thyroid, 2009, 19(9): 1167-1214.

[12]Fiore E, Vitti P. Serum TSH and risk of papillary thyroid cancer innodular thyroid disease[J]. Clin Endocrinol Metab, 2012,97(12):1134-1145.

[13]McLeod D S, Watters K F, Carpenter A D, et al. Thyrotropin and thyroid cancer diagnosis: A systematic review and dose-response meta- analysis[J]. Ctin Endocrinol Metab, 2012, 97 (12):2682-2692.

[14]Catalano, M G. Histone deacetylase inhibition modulates E-cadherin expression and suppresses migrationand invasion of anaplastic thyroid cancer cells[J]. Clin Endocrinol Metab, 2012, 97(12):1150-1159.

［15］Henry B M，Graves M J，Vikse J，et al. The current state of intermittent intraoperative neural monitoring for prevention of recurrent laryngeal nerve injury during thyroidectomy：A PRIS-MA-comliant systematic review of overlapping meta-analyses［J］. Langenbecks Arch Surg，2017，402（2）：663-673.

案例十五　食管癌

【**查房内容**】食管癌的治疗与护理
【**查房形式**】三级查房
【**查房地点**】ICU 病房

护士长：

　　食管癌是高发的恶性肿瘤之一,在我国,每年因食管癌死亡的人数在 15 万以上。为保证患者术后恢复顺利,最大限度预防术后并发症,我院的食管癌术后患者常规送入 ICU 进行监护治疗。因此,今天我们对食管癌进行教学查房,希望通过这次查房大家都有新的收获。首先请责任护士来汇报一下病史。

责任护士小李：

　　患者盛先生，61岁。患者2月前出现反复呛咳，进食哽噎。1个月前来我院就诊，诊断为食管癌，为求进一步治疗收住入院。患者自发病以来，神清，精神软，略紧张，近期体重有明显下降；双肺呼吸音粗，闻及少量湿啰音，心律尚齐，未闻及明显病理性杂音；腹壁凹陷，无压痛及反跳痛，未及肿块，肠鸣音存在，移动性浊音阴性，双下肢未见浮肿，神经系统检查阴性。昨日患者在全麻下行手术治疗，手术过程顺利，术后送ICU。入我科时，患者全麻未醒，经口气管插管接球囊辅助呼吸；带经鼻胃管一根；右颈内静脉置管一根；带胸腔闭式引流管一根，并有少许血性液体引流出；带导尿管一根，并有澄清尿液引流出。入科后予立即呼吸机辅助呼吸，心电监护示：心率108次/min，呼吸12次/min，血压103/58mmHg，血氧饱和度98%。今日患者已拔除经口气管插管，改双鼻导管吸氧2L/min，神志清，生命体征基本平稳。

护士长：

　　食管癌是我国较常见的恶性肿瘤，患者男性多于女性，且多发生于中老年人，盛先生就是一位典型的食管癌患者。从病史里我们发现患者2个月前出现反复呛咳，进食哽噎，那除了这一点外，食管癌的早期症状还有哪些？

主管护师小王：

食管癌的早期症状有以下几个方面。

（1）吞咽食物时的异物感。吞咽食物过程中，食物（特别是干硬食物）经过病变区可能产生一种异物感，而且固定在一个部位，患者描述像有永远咽不完食物的感觉；因症状轻微并呈间歇性发生，易被患者疏忽。

（2）胸骨后胀闷或轻微疼痛。这种症状并非持续发生，而是间歇性或在劳累后快速进食时加重。

（3）胸骨后、剑突下或上腹部饱胀和轻痛，进干食时较为明显，但也并非每次都会发生，往往呈间歇性。以上的早期症状一般都要持续3个月以上，若是经常、持续性发生并加重则已不是早期症状了。

（4）胸部胀闷或紧缩感，常伴有咽喉部干燥感。患者主诉胸前部始终有一种闷气感，似有一物体堵塞，使胸内呈紧缩的感觉，在吞咽食物时尤为明显。

（5）吞食停滞或有顿挫感。患者吞咽食物时，在某个部位似有一时停滞顿挫的感觉，这情况也非持续性，在病变发展后才逐渐明显。

护士长：

回答得很详细，但是由于这些早期症状和很多疾病的症状都比较类似,因此,我们建议患者还是尽快检查,以便确诊疾病,那么食管癌需要做哪些检查来确诊?

护师小张:

诊断食管癌常用的检查有这几种。

(1) X线食管造影检查,常规吞钡检查往往无法发现早期癌,必须耐心、细致地做吞钡下的食管黏膜检查,力求发现黏膜上的细微变化。这是一项实用的方法,常用该方法来确定食管癌的部位和大小、食管癌的 X 线影像类型及病程的早晚。

(2) 食管拉网细胞学检查,是发现早期食管癌的重要方法,可以发现 X 线片上看不到的食管癌。在食管癌的高发区,常用它来初筛普查食管癌,筛查的阳性率可高达60%～80%。

(3) 食管镜检查,是发现原位癌、早期癌的常规检查方法,不但可以直接看到食管内癌肿的具体情况,确定癌肿的部位,还可在可疑癌的地方取活体组织做病理学检查。必要时可做食管黏膜染色,有助于发现异常的黏膜,并在该处取活体组织做病理检查,提高诊断正确率。

以上三种检查方法中,X线食管造影检查没有痛苦,患者较易接受,但仍需依靠细胞学或病理学检查以明确食管癌以及癌细胞的病理类型。

（4）CT、MRI、食管腔内超声检查等方法对进一步了解癌肿的情况有帮助，在必要或有条件时可以采用。

护士长：

很好。那有没有人知道哪些因素会容易引起食管癌？

护士小李：

我记得大家常说，食用太烫的饮食容易引起食管癌，是这样吗？

主管护师小虞：

是的，过烫的饮食是食管癌的诱发因素之一。除此之外，还有以下多种诱发因素。

（1）从饮食习惯上讲，吃热烫、油炸、腌制、生冷食物、刺激性，以及过硬食物且咀嚼不细等都可能诱发食管癌。研究表明，有规律地进餐，定时定量的饮食，可形成条件反射，有助于消化腺的分泌，更利于消化。

（2）食管癌的发生受区域环境的影响，在干旱剥蚀、低山丘陵地带食管癌的发生率相对高。这些地区以旱地农作物如玉米、棉花、红薯等为主，蔬菜水果少，居民食用发酵霉变的食物较多。

（3）致癌物质亚硝胺，亚硝胺类化合物是很强的致癌物质,实践证明食用酸菜的量与食管癌发病率成正比;国内有研究人员用长期发霉食物喂养鼠类,结果证实霉菌会诱发食管癌。

（4）遗传因素,人群的易感性与遗传和环境条件有关。食管癌具有比较显著的家庭聚集现象,高发地区连续三代或三代以上出现食管癌患者的家庭屡见不鲜。

（5）癌前病变及其他疾病因素,如慢性食管炎症、食管上皮增生、食管黏膜损伤、食管溃疡、裂孔疝、贲门失弛缓症等均被认为是食管癌的癌前病变。

护士长:

对于食管癌这个疾病,我相信大家都有全面了解了。由于食管癌患者术前多数有营养不良,抵抗能力下降,术后很容易发生严重的并发症,因此,做好食管癌患者术后的护理对防治术后并发症尤为重要,那么对于我们护士来说,我们应该注意哪些?

护师小陈:

（1）首先应24h监测患者的血压、心率、血氧饱和度,记录尿量、引流量,以便随时观察病情变化。对合并糖尿病的患者,严密监测血糖的变化。必要时行血气分析。控制输液速度,防止发生肺水肿。

（2）呼吸道的护理。患者全麻未清醒前，及时吸出呼吸道内的分泌物，吸氧、监测血氧情况。患者麻醉清醒后，血压平稳，取半坐卧位，使膈肌下降，以利于引流和呼吸。指导患者做深呼吸和有效的咳嗽，用氨溴索加生理盐水雾化，每日雾化吸入2次，使痰液易于咳出，对痰多黏稠或咳嗽无力的患者予以吸痰。

（3）疼痛的护理。疼痛可使患者由正常的周期性深呼吸改为浅快呼吸，胸廓活动受限，从而造成肺活量下降，易导致肺不张。所以，术后采用连续硬膜外止痛或者静脉止痛的效果良好。

（4）密切观察胸腔闭式引流情况。注意引流管是否通畅，防止引流管被拨出或被血凝块堵塞。经常检查吸引装置负压工作状态是否正常，用调节器调节压力，避免负压过大引起纵隔摆动，以及避免引流液倒吸入胸腔内。检查引流管内液面是否随呼吸波动，定期挤捏皮管，使之充分引流并保持负压状态。经常变更体位，以提高引流效果。观察液面波动情况，引流液的量、颜色及性质等，警惕胸腔出血及乳糜胸的发生。

（5）保持胃肠减压管通畅。妥善固定胃管，以免脱落，注意观察引出液的颜色、性质及量，并记录，如有异常应报告医生及时处理。在患者胃肠功能恢复后可考虑拔除胃管。

（6）术后记录尿量。患者术后如无异常，应尽早拔掉尿管,以避免尿管长时间留置而引起泌尿系感染,给患者造成不必要的痛苦。

（7）在病情允许的情况下,鼓励患者早期下床活动,以促进早日康复,并叮嘱患者出院后要按医嘱继续服用止痛药,定期复查,及时调整用药。必要时定期来院进行放疗、化疗及免疫疗法等综合治疗。

护师小叶：

对于呼吸道的护理我想补充一下。老年患者常有慢性支气管炎、肺气肿等疾病,肺功能低下;食管癌患者术前都有不同程度的进食困难,营养不足;术后禁食,患者不能及时有效地补充机体所需营养物质;疾病和手术使机体代谢增加,同时开胸手术破坏了胸廓的完整性,肋间肌和膈肌的切开,使患者的通气泵作用严重受损;术后迷走神经功能亢进,引起气管、支气管黏膜腺体分泌物增多,痰液多且稠,不易咳出。术后应用中枢性止痛剂使痛阈值提高,但同时也抑制了咳嗽,导致排痰能力下降。术后留置了各种引流管,切口疼痛,患者因害怕咳嗽引起的疼痛而限制咳嗽,不能掌握正确、有效地咳嗽排痰方法。以上原因都使得老年食管癌患者术后极易发生呼吸系统的并发症。因此,根据老年患者的机体特点,采取积极的预防措施和有针对性的护理,在使用有效抗菌药物治疗的同时,鼓励患者积极咳痰,这是防止肺部并发症的关键,可有效预防呼吸衰竭的发生,使患者顺利渡过手术后的危险时期。所以术后应从以下几方面采取措施。

(1)保持呼吸道通畅。由于患者心肺功能差,再加上麻醉药、手术创伤等刺激,使之易发生呼吸困难、缺氧、肺炎甚至呼吸衰竭,最后导致死亡。患者去枕平卧,头偏向一侧,保持呼吸道通畅,可放置口咽通气管,直至麻醉清醒,及时清除口腔分泌物,或将下颌向前上方抬起,以防舌后坠,并注意观察有无呼吸困难、烦躁不安等异常情况。若发现异常情况,应及时查明原因并予以处理。由于术中气管插管时间长,导致声门水肿、闭合不全,引起说话时呛咳的患者,清醒后取半卧位,可明显缓解症状。

(2)清理呼吸道分泌物,定时协助排痰。我们应定时对患者进行胸部体疗,以协助排痰。叩背可间接地使附着于肺泡周围及支气管壁的痰液松动脱落。当患者吸气时,轻扶伤口,以避免牵拉,引起疼痛;咳嗽时不可用力按压,以免造成肋骨骨折、肺泡破裂等意外,应密切观察患者面色、呼吸。观察痰液,在协助排痰时,应注意观察患者排出的痰液的量、颜色及性状。若患者咯出脓性黄色黏痰,多考虑呼吸系统感染,应及时通知医生。

(3)湿化呼吸道。术后患者呼吸道分泌物增多,痰液黏稠不易咳出。可用氧气雾化来湿化呼吸道,效果良好。

(4)改善低氧状态。术后持续吸氧,使血氧饱和度维持在90％以上；对麻醉未醒者使用呼吸机支持，一旦患者完全清醒，经气管插管充分吸痰，肺膨胀起来之后，可立即拔除气管插管，并给予鼻导管吸入氧气。采用鼻塞法以减少对气道黏膜的损伤，减轻患者不适。

（5）呼吸锻炼。患者在清醒后，就可以开始进行呼吸锻炼。先开始腹式浅呼吸，即一只手轻捂腹部，然后吸气，感到放在腹部的手有较大起伏，做深而缓的呼吸，以增加肺泡通气量，缓解缺氧。深呼吸时用鼻深吸气，然后缓慢用口呼气，以不引起患者疼痛与不适为度。

（6）预防外源性肺部感染。①病室定时开窗通风。②严格无菌操作，合理使用抗菌药物。③鼓励患者尽早下床活动，这是引流通畅和改善呼吸状况的重要因素。④减少家属探视、陪伴，保持室内空气新鲜，严禁在病区内吸烟。⑤做好口腔护理。

护士长：

说得很好。大家有没有发现，大部分患者入院时情绪是有点焦虑的，术后绝大多数患者最想知道的是手术的成功与否，这是因为手术的成功与否是患者生命能否延续的关键。若此时护士告知患者手术很成功，这样就不仅能解除患者思想顾虑，还能增强其战胜疾病的信心和勇气，使患者积极配合治疗。同时，由于手术，患者对医护人员的依赖性加强，对护理要求也更高。因此,耐心地倾听患者诉说自己的内心感受,适时地鼓励患者,可辅助临床医生及早发现问题,对防止或减少并发症的发生可起到关键性的作用。对于心理护理大家有没有什么看法?

护师小李:

许多像盛先生一样的食管癌患者,由于对疾病知识了解较少,导致出现焦虑、恐惧心理,表现出情绪低落及失落感,对手术信心不足,过于担忧。针对以上这些特点,我们应该主动接近患者及其家属,耐心与患者及其家属沟通,建立良好的医患关系,为患者营造一个安心的氛围。主动为患者介绍所在环境及主管医生和护士,让患者及其家属知道有什么事可以找谁解决。对于有些化疗的食管癌患者,应该密切观察化疗药物的反应,讲解化疗的目的及有关不良反应,鼓励患者尽量遵循少量多餐原则,避免进食生、冷、硬的食物(包括带骨刺的肉类、花生、豆类等质硬的食物)。如果患者进食后出现反酸、呕吐等症状,指导患者取半卧位,头偏向一侧,保持舒适的体位;对于有化疗不良反应的患者,输液速度要减慢,多巡视患者,关心患者,给患者提供必需的帮助,鼓励患者家属多陪伴,关心患者,与患者交谈,加强患者心理上的支持,必要时遵医嘱给予口服抗焦虑药物。

实习护士小戴：

各位老师，我有一个疑问。盛先生的体重有明显的减轻，那么在饮食方面，我们是不是要更加重视？

护士长：

这个问题问得好。正所谓"民以食为天"。食管癌患者术后，吃什么就成为了人们最关心的话题。良好的饮食有利于身体的康复，谁能为大家介绍一下食管癌患者术后的饮食原则？

主管护师小陈：

总的饮食原则是搭配要营养均衡，使热量、蛋白质、碳水化合物、脂肪、维生素、无机盐、纤维素、微量元素和水等有适当的摄入比例。每日的食品中包括有鲜奶、蛋、肉、大豆制品、米、面、杂粮、新鲜蔬菜、水果等。饭菜要多样化、清淡、熟软、易消化，少吃辛辣等刺激性食品。

（1）饮食宜清淡，不偏食，多食用富含维生素、微量元素及纤维素的食品，如新鲜的蔬菜和水果、海产品等。

（2）提倡细嚼慢咽、荤素兼备的饮食习惯，纠正进食过快、过热、过硬、过粗等食物的不良习惯。不食霉菌污染的食物以及霉变、腐败的食物。

（3）应坚持少量多餐,每日可进食4～6次,食量可逐渐增加。可根据自身情况决定餐次。饮食不过量、不吃生冷食物、不挑食。饮食要有规律,不暴饮、暴食。脂肪摄入不宜过多,要用植物油,少用或不用动物油。油腻食物易致反酸,也应少吃。

（4）患者出现吞咽困难、哽噎感时,不可强行吞咽,否则会刺激局部癌组织,导致出血、扩散、转移。不要让患者吃坚硬的食物,应选择好消化的半流食。

（5）食管癌患者易出现恶心、呕吐的现象,此时不要吃刺激性食物,以免引起食管痉挛而出现不适。首先要保证食物清淡可口,色香味俱全,避免吃油腻食物或甜食,可以适当地食用些酸味食物增强食欲。避免吃冷食,如放置较长时间的冷面条、牛奶、蛋汤等。因为食管狭窄部位对冷刺激十分敏感,进食冷食易引起食管痉挛、恶心、呕吐、疼痛等。

（6）食管癌患者会出现吞咽困难、不能进食,所以应尽量多吃一些能顺利进入食管的食物,如半流食和全流食,要注重半流食和全流食的质量,不限制热量,要做到营养丰富。饭菜要细软,使之容易消化和吸收,必要时可做匀浆膳。匀浆饮食是将正常人的饮食去刺和去骨后,用高速组织捣碎机搅成糊状,其所含的营养成分与正常饮食相似,但在体外已粉碎,极易消化和吸收,可避免长期单一的饮食,并可预防便秘。匀浆膳食的热能和营养要求可根据患者的病情和个人饮食习惯自行配制多种配方,可选择米饭、粥、面条、馒头、鸡蛋、鱼、虾、鸡肉、瘦肉、猪肝、白菜、胡萝卜、油菜、白萝卜、冬瓜、土豆,以及适量的牛奶、豆浆、豆腐、豆干等。

（7）食管癌患者多有易饱的问题,应少食多餐。饭后慢慢走动,以帮助消化吸收,避免吃完东西后就躺下休息。完全不能进食者,可采取肠外营养,以维持机体需要。

护士长：

食管癌患者术后饮食原则基本就是这些,但大家有没有考虑过食管癌患者术后处于高代谢状态,肠蠕动恢复后方可进食。在使用肠外营养时,肠黏膜会有萎缩现象,可导致肠道细菌移位,肠源性感染发生风险升高,肠道的免疫功能受到抑制,因此早期肠内营养能有效保护肠黏膜的屏障功能,促进肠蠕动,降低肠源性感染的发生率。那么,术后的早期肠内营养应该注意哪些?

护师小叶：

早期肠内营养应注意以下几个方面。

（1）采用输液恒温器,置于近鼻胃管处,保证温度维持在 $39 \sim 41℃$;掌握营养液的配置方法,营养液现配现用;肠内营养配置遵循浓度由低到高,容量由少到多,速度由慢到快的原则。

（2）床头抬高30°～60°,使患者取半卧位。每次滴注前,均应检查营养管管端位置,如在滴注过程中患者出现呛咳等症状,应立即停止滴注,检查营养管是否通畅及是否在位。

（3）每次输注过程中,每4h抽吸并评估胃内残留量,若残留量＞100mL,应延时或暂停输注,必要时给予胃动力药。

（4）在实施肠内营养时,要了解管道管端的位置,并标明管道名称,防止滑脱。由于营养管内的蛋白质易变性而堵塞管道,在每瓶营养液输注前后均应用20mL等渗盐水冲洗,使管道保持通畅。

护士长：

回答得很好,现在我们对食管癌患者的护理来进行下总结:突出心理护理是中心,重视饮食护理是补充,强化手术期护理是重点,做好基础护理是关键,勿忘院外护理是延续。

（李钱波 詹晔斐 黄淑群）

········· 参考文献 ·········

[1]傅俊惠,郑海波,吴智勇,等.食管癌术中放置肠鼻管术后早期肠内营养的前瞻性研究[J].广东医学,2008,29（8）：1363-1365.

[2]顾沛.外科护理学[M].上海:上海科学技术出版社,2002.

[3]许勤,戴晓冬,卢翠风.经鼻肠管行肠内营养的实施及护理体会[J].护理进修杂志,2000,15(3):217.

[4]魏晓坤,董栳平,庞海云.胃癌术后早期肠内营养对胃肠功能恢复的影响[J].中国临床保健杂志,2008,11(6):636.

[5]李志祥,钱军,张立功,等.在食管癌组织中的表达及临床意义[J].中国老年学杂志,2016,36(8):1882-1884.

[6]江莉,杨康.食管癌患者治疗前后心理状况变化及干预效果[J].西部医学,2015,27(3):455-457.

[7]赵滢,王强,冯勇.早期肠内营养支持对老年胃癌患者术后营养状况的影响[J].贵阳医学院学报,2010,35(5):465.

[8]刘琼,王显华.早期肠内营养结合十二指肠营养管护理用于食管癌术后32例[J].中国药业,2015,(9):68-69.

[9]郝佳.舒适护理应用于介入治疗食管癌患者的临床效果[J].现代消化及介入诊疗,2016,21(6):924-926.

[10]韩风玉.食管癌放射治疗患者的护理[J].宁夏医学杂志,2004,26(6):50.

[11]孙香梅.食管癌根治术的围手术期护理[J].当代护士,2008(5):34-35.

[12]梁惠,李道霞.临床护理路径在食管癌手术患者中的应用分析[J].当代医学,2012,18(8):121.

［13］唐玉娜.饮食护理干预对食管癌患者放疗期间营养状况的影响［J］.中国社区医生,2011,34(13):268-269.

［14］蔡利霞,孙敏.临床护理路径在食管癌围手术期患者中的应用［J］.当代护士,2010,8(3):87-89.

［15］Coffey R J,Richards J S,Remmert C S,et al. An introduction to critical paths［J］. Quality Management in Health Care,1992,1(1):45-54.

案例十六 胸腺瘤

【查房内容】胸腺瘤的治疗与护理
【查房形式】三级查房
【查房地点】ICU示教室

护士长:

大家下午好,又到了我们三级查房时间了。今天的查房对象是我们监护室的一名胸腺瘤患者。首先我们请责任护士小张介绍一下患者的病情。

责任护士小张：

患者翁阿姨，62岁，因"四肢无力、眼睑下垂20余年，再发2月"入院。患者20余年前无明显诱因下出现四肢无力，双侧眼睑下垂，伴颈软、抬头困难，先后到当地医院及上海的医院就诊，具体不详，此后长期服用溴吡司的明片治疗，现阶段溴吡司的明片的用量是每天180mg，症状控制良好。2月前患者出现左侧眼睑下垂、上翻无力，无明显四肢无力，无颈软，无行走无力，无呼吸困难，遂至我院做胸部增强CT，结果提示：前上纵隔小结节，考虑良性病变，腺瘤可能。为求进一步诊治，门诊拟"重症肌无力，胸腺瘤"收住入院。患者既往有高血压病3年余，服用马来酸左旋氨氯地平片每日2.5mg，自述血压控制良好；有甲状腺结节病史3月，一直随访复查，余正常。患者于1月12日13：25在全麻下行胸腔镜下胸腺囊肿切除＋胸腺扩大切除术，术后转入我科，入科时诊断为：①胸腺囊肿；②重症肌无力；③高血压病；④甲状腺结节。当时全麻未醒，予呼吸机辅助呼吸，在我科的治疗过程顺利，在撤离呼吸机后未出现胸闷、气急、呼吸困难等现象，于1月13日转心胸外科继续治疗。1月17日患者的病理报告示：（胸腺肿瘤）胸腺囊肿。现患者存在的主要护理问题为：①活动无耐力；②疼痛；③知识缺乏；④潜在并发症：重症肌无力、感染。

护士长：

好的，谢谢小张的介绍。患者做过两次CT都显示前纵隔占位，且病理报告也提示有胸腺囊肿，因此其诊断是明确的。胸腺瘤在胸外科是常见的疾病，但是在我们科室还是比较少见，大家对该疾病的诊疗及护理要点不是很了解，所以我们选择这个病例，希望让大家学习胸腺瘤的相关知识，为以后的临床护理工作打下更好的理论基础，进而更好地观察病情，及时作出准确的判断，更好地服务患者。谁来回答一下，胸腺瘤到底是一个怎样的疾病？

主管护师小邢：

胸腺是人体重要的免疫器官，胸腺瘤是最常见的前上纵隔原发性肿瘤，约占成人所有纵隔肿瘤的20%～40%。起源于胸腺上皮或淋巴细胞的胸腺瘤最为常见，占胸腺肿瘤的95%。绝大多数胸腺瘤位于前纵隔，附着于心包，少数发生在纵隔以外的部位，如胸膜、心膈角、肺实质内、肺门或颈部。

护士长：

小邢说得很详细，她给我们复习了胸腺、胸腺瘤的概念，以及胸腺瘤的发生概况。

实习护士：

老师，我知道纵隔的位置，那前纵隔指的是哪里呢？

护师小熊：

纵隔是左右纵隔胸膜及其间所夹的器官和组织的总称，其间有心脏和出入心脏的大血管、食管、气管、胸腺、神经及淋巴组织等。成人纵隔的位置略偏左侧，下部较上部宽大。通常以胸骨角和第4胸椎下缘的假想平面为界，将纵隔分为上纵隔和下纵隔。前界为胸骨，后界为脊柱胸段，两侧是纵隔胸膜，向上达胸廓上口，向下抵横膈。下纵隔又以心包为界，分为前纵隔、中纵隔、后纵隔3部分。前纵隔为胸骨和心包之间的狭窄区域；后纵隔位于心包与脊柱之间；中纵隔即心包所在的位置。

护士长：

小熊回答得很好，她帮我们又复习了一遍纵隔的解剖结构，谢谢！胸腺瘤的诊断我想大家已经很明确了，从该病例可以发现，影像学检查（CT）及病理检查都能确诊，这里我们就不赘述了。那胸腺瘤有哪些临床表现呢？

护士小朱：

胸腺瘤有肌无力的表现，这位患者主要表现为四肢无力，眼睑下垂等。

护士长：

是的，这是它的合并症之一。除此之外，还有其他的表现吗？

护士小张：

其实胸腺瘤的临床表现往往是非常隐匿的。有资料显示，50％～60％的胸腺瘤无症状，仅在查体时偶然发现。18％的胸腺瘤患者有一般性全身症状，如体重减轻、疲劳、发热、盗汗等非特异性症状。小的胸腺瘤多无症状，也不易被发现。

护师小黄：

胸腺瘤的临床症状产生于其对周围器官的压迫和肿瘤本身特有的症状。25％以上的患者有瘤体侵犯或压迫邻近纵隔结构所引起的胸部局部症状，包括咳嗽、胸痛、呼吸困难、吞咽困难以及反复发作的呼吸道感染等。

主管护师小方：

如果症状迁延,某些患者在体检时做胸透或胸片检查时发现纵隔肿物阴影,被忽略的胸腺瘤此时常生长到相当大的体积,会压迫到无名静脉或出现上腔静脉梗阻综合征。剧烈胸痛,短期内症状迅速加重,严重刺激性咳嗽,胸腔积液导致呼吸困难,心包积液引起心慌气短,周身骨骼、关节疼痛,均提示恶性胸腺瘤的可能。声嘶、膈麻痹并不常见,但多提示恶性扩散的可能。恶性胸腺瘤转移多局限在胸腔内,可伴胸水,引起呼吸困难、胸痛、胸部不适等症状。仅有约3%的恶性胸腺瘤最终会发生胸外远处转移,转移部位以骨骼系统最为常见,继而引起相关的转移症状。

护师小陈：

胸腺瘤特有的表现是合并某些综合征,如重症肌无力、单纯红细胞再生障碍性贫血、低球蛋白血症、肾炎肾病综合征、类风湿性关节炎、红斑狼疮、巨食管症等。

护士长：

是的,大家将胸腺瘤的临床表现都回答得非常完整了。胸腺瘤本身的症状往往会被人们忽视,而当肿瘤长到一定程度,发生压迫时,才会出现一系列的症状。患者常在体检时,或出现压迫症状,或出现了某些合并症时才来就诊。我们此次查房的患者也是由于出现了合并症——重症肌无力,才去就诊的,并且本次就诊也是因为重症肌无力。胸腺瘤的合并症有很多,我们今天查房的患者合并的是重症肌无力,所以我们着重学习的是胸腺瘤和重症肌无力的关系。在日常工作中,我们听到的重症肌无力还是比较多的,那到底什么是重症肌无力?

护士小陈:

重症肌无力(MG)是神经-肌肉接头障碍的自身免疫性疾病,也是一种以胸腺为靶器官的自身免疫性疾病。MG多伴有胸腺病变,包括胸腺瘤、胸腺增生和胸腺萎缩,其中约15％为胸腺瘤。

护士长:

MG作为一种自身免疫性疾病,它的临床表现有哪些?

护士小王:

MG的临床表现主要为骨骼肌无力,易疲劳。通过给予抗胆碱酯酶药物治疗或休息后,肌肉无力、疲劳症状可有所缓解。MG的临床症状是可逆的,但易于复发。

护师小李：

MG 的发病机制与胸腺的关系密切，胸腺是引起自身免疫系统紊乱的始动部位。因此，MG 患者并发胸腺瘤的概率非常高，对 MG 伴发胸腺瘤的患者进行及早诊断和及早治疗对患者的意义重大。一般来讲，合并胸腺瘤的 MG 病情进展快，病情较重。

护士长：

那是不是所有的胸腺瘤患者都有肌无力的表现？

护师小李：

不是的，不是所有的胸腺瘤都有肌无力的表现，其实只有很少的患者有肌无力的表现。

护师小黄：

MG 是胸腺瘤最常见的并发症，约 1/3 的胸腺瘤患者会合并 MG。但是，MG 患者中仅有 10%～15% 伴胸腺瘤。有人认为，无 MG 的胸腺瘤比伴 MG 胸腺瘤更趋向恶性，且预后也是前者较差。

实习护士：

老师,这是为什么?一般来说,合并症越少,疾病的严重程度应该越轻。如果胸腺瘤没有合并MG,疾病程度应该轻才对呀。

护师小黄：

这个原因还不是很明确,可能与伴有MG的胸腺瘤常在早期即被发现有关。而且有报道显示,胸腺瘤是否并发MG还与胸腺瘤的类型有关。

护士长：

既然MG的发生与胸腺瘤的类型有关,那到底是什么样的关系?

主管护师小方：

有资料显示,以上皮细胞为主的胸腺瘤合并MG的发生率高,临床症状重,且MG以Osserman分型的Ⅱa、Ⅱb型为主,肌无力危象的发生率高,患者的死亡率高。上皮淋巴细胞型胸腺瘤MG的发生率位居其次,症状相比上皮细胞型轻,多以Ⅰ型、Ⅱa型为主,亦会发生肌无力危象。淋巴细胞型胸腺瘤MG发生率低。梭形细胞胸腺瘤不合并MG。混合型胸腺瘤的患者多在胸腺瘤(以上皮细胞为主的)切除术后出现 MG 症状先缓解而后又加重。出现这种状况的原因尚不清楚,但提示胸腺瘤病理分型可用于指导治疗和判断预后。

实习护士:

老师,胸腺瘤有哪些类型?

主管护师小杨:

按 1999 年 WHO 分型标准,胸腺瘤的临床病理分型按组织学分型可分为 A 型、B 型、AB 型和 C 型。A 型是髓质型或梭形肿瘤上皮细胞,不含淋巴细胞;B 型是圆形上皮细胞;AB 型为 A 型与 B 型的混合表现,肿瘤由梭形肿瘤上皮细胞与肿瘤淋巴细胞构成;C 型为胸腺癌。组织学上 C 型较其他类型的胸腺瘤更具有恶性特征。

护士长:

以上我们着重了解了 MG 与胸腺瘤的关系,那 MG 自身还有哪些特点? 大家还有补充吗?

护士小王:

MG 在任何年龄均可发病。女性略高于男性,男女比例约为 2:3。本病发病年龄存在 2 个高峰,第 1 个高峰是 20~

40岁,以女性患者多见;第2个高峰是40～60岁,以男性患者多见,多合并胸腺瘤。

护士小张:

那胸腺瘤怎么会引起肌无力?

护士长:

小张的这个问题提得非常好,这可能也是我们很多人都感到疑惑的地方。这个问题谁来解答一下?

主管护师小范:

这个问题到目前为止还是没有确切的答案。MG是一种影响神经-肌肉接头传递的自身免疫性疾病,其确切的发病机理目前仍不明确,但是有关该病的研究还是有很多的。其中,研究最多的是MG与胸腺的关系,以及乙酰胆碱受体抗体在MG中的作用。已有大量的研究发现,MG患者神经-肌肉接头处突触后膜上的乙酰胆碱受体(AchR)数目减少,突触后膜的受体部位存在抗AchR抗体,且有IgG和C3复合物的沉积。已有研究证实,血清中的抗AchR抗体的增高和突触后膜上复合物的沉积所引起的有效的AchR数目的减少是本病发生的主要原因。胸腺是AchR抗体产生的主要场所,因此,本病的发生与胸腺有密切的关系。调节人体AchR,使之数目增多,减少突触后膜上的沉积,抑制抗 AchR 抗体的产生是治愈本病的关键。

护士长:

小范说得非常好。MG 的发病原因还是很复杂的,它是一种由于神经-肌肉接头处传递障碍所致的自身免疫性疾病,临床表现以受累骨骼肌极易疲劳,经休息或服用抗胆碱酯酶药物后部分恢复为特征,这是需要我们了解的知识。经过上面的学习,我们知道了胸腺瘤和 MG 的临床表现,以及两者之间的关系,那我们该怎样去治疗呢?

护士小张:

胸腺瘤一经诊断即应予外科手术切除,无论良性还是恶性,都应尽早切除。切除的胸腺瘤可做病理活检,以便指导术后治疗,部分恶性胸腺瘤切除者术后行放射治疗可缓解症状,延长患者生存期。

护士长:

该患者实施的是"胸腔镜下胸腺囊肿切除＋胸腺扩大切除术",而扩大切除术相较于单纯的肿瘤切除术损伤肯定更大。那么,临床医生是根据什么来选择手术方式的? 该患者为什么要采用"扩大术"呢?

护师小朱：

依据肿瘤细胞生物学特性分类，胸腺瘤可分为良性胸腺瘤（也称非侵袭性胸腺瘤）和恶性胸腺瘤（侵袭性胸腺瘤）。良性胸腺瘤有包膜，不侵犯周边组织，彻底切除后不复发、不转移。恶性胸腺瘤的诊断主要靠术中肉眼判断，肿瘤侵犯周围组织，如胸膜或心包；或者随诊发现肿瘤复发或转移。因组织病理学检查往往难以区分肿瘤的良恶性，故临床提倡所有瘤体较大的胸腺瘤均按恶性治疗。

护师小洪：

手术当时医生还不能完全确定肿瘤的性质，很难区分良恶性，所以根据临床一贯的谨慎做法采取了扩大切除术。

护士长：

扩大切除术的适应证有哪些？

主管护师小方：

扩大切除术的适应证有以下几种：①MG患者服用药物控制不佳或用药剂量不断增加者。②病情加重，但未出现严重延髓性麻痹和呼吸功能不全。③胸腺瘤直径＜5cm，与周围组织关系清晰。

这位患者的表现与以上指征都是相符合的,患者20余年前就出现了MG的表现,一直服用溴比斯的明片,但效果不佳。2个多月前,患者又出现四肢无力、眼睑下垂等症状,但未对呼吸功能造成影响,所以对该患者行扩大切除术。

护士长:

是的。该患者有明确的手术指征,为防止出现肌无力危象、胆碱能危象和反拗危象等情况,术前我们要做好充分的准备工作。术后应根据胸腺瘤Masaoka病理分期和临床病理分型进一步调整抗胆碱酯酶药物的用药剂量,并合理应用激素治疗。

实习护士:

老师,什么是反拗危象?

护师小黄:

所谓反拗危象是指应用大剂量抗胆碱酯酶药物或完全停用此类药物,均不能使症状缓解,患者呼吸肌麻痹反而逐渐加重。

护士长:

那我们该怎么做好术前及术后的护理呢?

护师小陈：

术前做好心理护理。大多数患者由于四肢无力,睁眼困难进行性加重而有较重的心理负担,焦虑、恐惧明显,对治疗效果信心不足。对于此类患者,我们应主动关心,多与患者交谈,介绍成功的案例,解除患者焦虑、恐惧心理,增强患者对手术治疗的信心,使之积极主动配合治疗和护理。

护士小王：

术前要耐心主动地给患者介绍疾病的相关知识。嘱患者注意保暖,防止感冒;吸烟者术前2周戒烟;指导患者术前练习深呼吸、咳嗽、咳痰,床上大小便;介绍术前所进行的检查项目、内容及注意事项,并说明术后留置胸腔闭式引流管的目的及注意事项等;在饮食指导方面,应嘱患者进食清淡、易消化、丰富维生素、富含纤维的食物,以半流质和流质饮食为主,少食多餐,以增强体质,提高机体对手术的耐受力。

主管护师小范：

术前还要进行用药指导。胸腺瘤合并MG的患者术前应予新斯的明30～60mg,每天3次,口服。术前控制病情对术后疾病恢复很重要。指导患者按时服药,并密切观察病情变化,及时调整用药剂量。因抗胆碱酯酶药物用量不足可引起肌无力危象,过量又可引起胆碱能危象,而且这两种危象均可导致呼吸肌无力,从而进一步引起呼吸困难、低氧血症。因此,应提高警惕,加强观察。

护士长:

本病的术前护理与其他疾病的术前护理基本上相同,包括心理护理、戒烟、饮食和用药指导。良好的术前护理是术后恢复的基础。那么,在患者做完手术后,我们应该做哪些术后护理?

护士小周:

术后护理要加强呼吸道管理,预防感染。患者在全麻手术后,回 ICU 复苏。一般在患者生命体征平稳,完全清醒后可停呼吸机和拔气管插管。术后加强监护,加强呼吸道管理,保持呼吸道通畅,严格无菌操作,预防呼吸道感染。由于存在肌无力,拔气管插管后,患者咳嗽无力,无力咳出分泌物,容易引起肺不张、肺部感染、窒息,应及时鼓励、协助患者咳嗽、咳痰,这是至关重要的。一般可以根据医嘱给予生理盐水 10mL 和氨溴索 30mg 雾化吸入,每天 2～3 次,以达到稀释痰液的效果。

主管护师小杨：

术后要严密观察重症肌无力危象及胆碱能危象的发生。一般发生在术后24～48h，并且一旦出现危象要加以鉴别，然后予以对症处理。

护士长：

是的，这个非常重要。一旦出现危象，如不及时处理的话，可危及患者的生命。那肌无力危象和胆碱能危象的表现各是什么？

护士小朱：

肌无力危象的表现有瞳孔散大、心率增快、口干和尿潴留等。胆碱能危象的表现有瞳孔缩小、心率减慢、唾液增多、腹泻和肠鸣音亢进等。所以术后要持续进行心电监护、血氧饱和度监测，注意患者的心率变化和呼吸情况。若患者出现以下情况，如烦躁、呼吸困难、心率减慢、全身肌肉极度无力、大汗淋漓，应及时通知医生处理，必要时予气管切开或气管插管呼吸机辅助呼吸。一般患者7～10天脱离危险，期间应加强呼吸道管理，定期辅助翻身、叩背，保持气道湿润，及时吸痰。做好患者心理护理，并给予支持和鼓励，增强患者战胜疾病的信心。

护师小张:

　　术后还要注意患者的出血情况,并密切观察患者的生命体征变化,保持胸腔闭式引流通畅,避免管道受压、牵拉、扭曲、脱出,观察并记录引流液的量、性质及颜色。若术后引流持续3h,而每小时引流量>100mL时,应警惕术后出血的可能,并及时报告医生采取止血措施。同时观察切口渗血情况,发现异常及时向医生报告。

护士小朱:

　　术后还需注意疼痛的处理。如患者术后感到疼痛,可适当使用止痛剂,如曲马多、地佐辛,必要时予肌肉注射哌替啶,以保证患者术后得到休息。

护师小颜:

　　术后还需加强基础护理,预防护理并发症;加强口腔护理,每天2次;协助翻身、拍背,每2h一次;加强会阴部、尿道口护理,每天2次,并注意观察尿液的性质和量。

护师小李:

　　术后还要加强营养支持。可以进食的患者可多吃鱼、蔬菜、水果、牛奶等营养丰富的食物;禁食的患者可予肠外营养。

主管护师小邢：

此外，还要做好出院健康教育。吸烟者要坚持戒烟，需继续遵医嘱服药，注意休息，预防感冒，并定期复查。

护士长：

关于胸腺瘤围手术期的护理大家都说得非常完整了。我来总结一下，胸腺瘤合并重症肌无力的患者术前应注意患者的心理变化，做好心理护理，以免患者因情绪波动而诱发肌无力危象。围手术期应加强对呼吸道的护理，术前戒烟，预防感冒。按时服抗胆碱药物十分重要。术后加强呼吸道管理，协助患者咳嗽、咳痰、雾化吸入。使用电动吸痰器时，应严格无菌操作，及时清理呼吸道分泌物，预防肺部感染，使患者顺利康复出院。

我还有几个问题要问一下大家：①当患者出现肌无力危象时，我们应怎么处理？②当患者出现重症肌无力时，往往需要加大抗胆碱酯酶药物的剂量，若是发生胆碱能危象，患者会有什么表现？我们该怎么处理？

主管护师小方：

我来回答一下肌无力危象的护理吧。

（1）保持呼吸道通畅，及时吸痰，给予持续吸氧，气囊辅助呼吸,协助医生行经口气管插管或气管切开,接呼吸机辅助呼吸。

（2）密切观察患者的意识、呼吸、血压、脉搏及血氧饱和度。

（3）建立有效静脉通路,保证机体酸碱度平衡,适时动脉采血,查血气分析加离子分析。

（4）发生肌无力危象时,患者易出现焦躁,应安抚好患者。

（5）医嘱给予甲硫酸新斯的明及抗炎、补液、化痰等药物治疗。

（6）密切观察患者的病情变化及用药后效果,及时做好护理记录,严格床旁交接班。

护士小姚:

我来回答第二个问题。抗胆碱酯酶药物用量过多可发生胆碱能危象,患者不仅会发生延髓肌、呼吸肌无力,而且还会出现瞳孔缩小、出汗、流涎、腹痛、腹泻、肌肉跳动或抽搐等症状。处理时应减少抗胆碱酯酶药物剂量,增加肾上腺皮质激素用量。护理中应仔细观察病情,及时鉴别肌无力危象和胆碱能危象,使患者得到正确处理。

护士长:

大家都回答得非常好,说明大家在查房前对胸腺瘤和重症肌无力的相关知识都做了充分的准备。在以后的工作中，大家一定都能用上这些知识。今天的疾病查房就到此结束，我来总结一下。今天我们结合临床病例学习了什么是胸腺瘤，胸腺瘤的临床表现和分类，手术治疗的适应证，围手术期的护理及术后出现危急情况的急救措施。通过今天的学习，相信大家对胸腺瘤合并重症肌无力有了更加深刻的理解，希望此次查房能对大家今后的工作带来帮助。

（杨剑春　何　盛　傅晓君）

参考文献

[1]宋宣克,冯怡锟,黄丽慧,等.23例重症肌无力合并胸腺瘤的外科治疗[J].中国实用神经疾病杂志,2016,19(7)：122-123.

[2]陈美丽,李春芝.重症胸腺瘤合并重症肌无力围手术期护理[J].中外健康文摘,2010,7(17)：156-157.

[3]宋岩,支修益.胸腺瘤合并重症肌无力的围术期护理[J].中国微创外科杂志,2017,17(1)：22-23,32.

[4]强盛.1例胸腺瘤切除术后并发重症肌无力危象患者的护理[J].全科护理,2011,9(16)：1501-1502.

[5]王中魁,黄旭升.伴胸腺瘤重症肌无力发病机制研究

进展[J].中国神经免疫学和神经病学杂志,2017,24(2):139-142,146.

[6]李秀梅,程代玉,张娟.1例肌无力合并胸腺瘤切除术后放疗诱发危象的护理体会[J].军医进修学院学报,2010,31(11):1106.

[7]栗迪.重症肌无力伴发胸腺瘤患者46例临床诊断分析[J].中国保健营养(下旬刊),2013,23(2):632-633.

[8]林丽英.胸腺瘤并重症肌无力围术期的护理[J].中国医药指南,2012,10(5):257-258.

[9]黎佩建.胸腺瘤合并重症肌无力27例围手术期处理体会[J].吉林医学,2010,31(30):5399.

[10]高政,张东明,宋贵军.胸腺瘤病理与重症肌无力关系的研究[J].中华神经科杂志,1999,32(3):139.

[11]赵明理,曹建西.胸腺瘤切除术后发生重症肌无力的治疗方法和高危因素分析[J].中国实用神经疾病杂志,2017,20(12):101-102.

[12]庞烈文,汪昉睿,方文涛.重症肌无力对胸腺瘤患者预后的影响[J].中华胸心血管外科杂志,2017,33(3):133-134.

案例十七　乳腺癌

【查房内容】乳腺癌的治疗与护理

【查房形式】三级查房

【查房地点】ICU病房

护士长：

　　近年来乳腺癌发病率逐年升高,已居女性肿瘤发病率首位,因此乳腺癌已成为当前社会的重大公共卫生问题。自20世纪90年代起,全球乳腺癌死亡率呈现出下降趋势,究其原因有以下两点:①乳腺癌筛查工作的开展,使早期患者的比例增加。②乳腺癌综合治疗的开展提高了疗效。

　　目前,乳腺癌已成为实体肿瘤中疗效较好的肿瘤之一。今天我们对一例乳腺癌术后患者进行护理查房,首先由责任护士小徐来介绍一下患者的病史。

责任护士小徐：

　　患者傅阿姨,55岁。2天前,患者在家无意中发现右侧乳房肿块,约黄豆大小,无明显胀痛,无皮肤红肿,无糜烂、溢血、溢液史，未影响上肢活动，否认该处外伤史。肿块中心无破溃，局部皮肤无水肿。患者于10月18日来我院门诊就诊，查乳腺 B 超示，右乳低回声占位伴钙化。根据美国放射学会的乳腺影像报告和数据系统（BIRADS），患者当时病情应归为 C 类。查体：患者一般状态良好，全身皮肤、黏膜无黄染，双乳对称，右侧乳房11点位置距离乳头6.0cm 处可触及一2.0cm×1.0cm 肿块，质硬，边界欠光滑，界限欠清，无压痛，酒窝征阴性，橘皮征阴性；左侧乳腺未及肿块；双侧乳头无凹陷，无溢液，双侧腋下及锁骨上未及明显肿大淋巴结，其余浅表淋巴结未及肿大，心肺腹无殊。

10月20日患者入院后完善相关检查，根据患者病史及乳腺 B 超、乳腺钼靶等检查，确定患者右侧乳腺存在肿物，且恶性可能性大，手术指征明确。拟定手术方式为右侧乳腺区段切除，术中行快速冰冻切片，确认为恶性后，进一步行"右乳肿瘤旋切活检术＋右侧乳腺癌保乳术（乳腺肿物扩大切除＋前哨淋巴结活检）＋残腔筋膜组织瓣成形术"，术后转入我科，予特级护理，重症监护，心电监护。现患者术后第二天，生命体征平稳，胸带包扎，胸部引流管引流出淡血性液体，患者自诉切口疼痛，NRS 评分2分，今天已经准备转科继续治疗。

护士长：

好的，患者的情况介绍得非常详细。女性乳腺是由皮肤、纤维组织、乳腺腺体和脂肪组成的,乳腺癌是发生在乳腺腺上皮组织的恶性肿瘤。99％的乳腺癌发生于女性,男性发病率仅占1％。乳腺并不是维持人体生命活动的重要器官,原位乳腺癌也并不致命,但由于乳腺癌细胞丧失了正常细胞的特性,细胞之间连接松散,容易脱落。一旦癌细胞脱落,可以随血液或淋巴液播散至全身各处,形成转移病灶,进而危及生命。目前,乳腺癌已成为威胁女性身心健康的常见肿瘤。那么,乳腺癌的辅助检查有哪些?

主管护师小陈:

很多时候女性是无意间发现乳房肿块,然后才进一步来医院检查的。常见的检查有乳腺钼靶、B超检查和MRI等。

(1)乳腺钼靶,全称为乳腺钼靶X线摄影检查,又称钼靶检查,是目前诊断乳腺疾病的首选方法,也是最简便、最可靠的无创性检测手段。检查时患者的痛苦相对较小,简便易行,且分辨率高,重复性好,留取的图像可供前后对比,并且不受年龄、体形的限制,目前已作为常规检查。它的特点是可以检测出医生触诊未发现的乳腺肿块,特别是对于乳房过于饱满和脂肪型乳房,其诊断性可高达95％。对于以少许微小钙化为唯一表现的T0期乳腺癌(临床触诊阴性),也只有凭借钼靶X线检查才能被早期发现和诊断,对乳腺癌的诊断敏感性为82％～89％,特异性为87％～94％。

（2）乳腺超声检查可以作为乳腺 X 线筛查的联合检查措施，也可以作为乳腺 X 线筛查结果为 BIRADS 0 级患者的补充检查措施。鉴于中国人乳腺癌发病年龄高峰趋向年轻，即绝经前患者的发病比例高，乳腺相对致密，超声可作为乳腺筛查的辅助手段。

（3）MRI 检查可作为乳腺 X 线检查、乳腺临床体检或乳腺超声检查发现疑似病例的补充措施。

护师小高：

乳头溢液是乳腺疾病最常见的症状之一，既往我们通过溢液涂片细胞学检查和乳管造影检查对乳头溢液病因进行诊断，但是诊断率并不高。现在我们可以通过乳管镜进行检查。乳管镜检查是一种微型内镜，是检测乳管内病变最新的检测手段，在诊断、治疗和定位方面具有重要作用，乳管镜检查具有操作简便、微创、可直接观察病变等特点，基本解决了乳头溢液的病因诊断问题。在考虑恶性肿瘤的情况下，还可以选择进行有创检查，即行病理切片，以便确诊。

护师小洪：

乳腺位于人体表面，照理来说，其诊断并不困难，但就目前我国医院统计的资料来看，早期病例所占比例仍是少数，那么，哪些原因导致乳腺癌的早期诊断被延误了呢？

护师小虞：

女性朋友对乳腺癌相关的医学科普知识了解较少。早期乳腺癌大多是无痛性肿物，患者身体可以无任何不适，往往是在洗澡时无意中发现，但也未引起高度重视。当然也有一部分女性思想守旧，不愿意也不想去医院检查。近几年，乳腺癌患者有年轻化的趋势，由于年轻人生活节奏快，工作繁忙，顾不上自己的身体健康，即使有不适，也没时间去医院进行正规检查，随便应付一下了事。以上这些错误做法都会延误乳腺癌患者的早期诊断。

主管护师小范：

乳腺癌的早期发现、早期诊断，是提高疗效的关键，应结合患者的临床表现、病史、体格检查、影像学检查、组织病理学和细胞病理学检查（在有条件的医院），进行乳腺癌的诊断与鉴别诊断。

护士长：

近年来，乳腺癌的发病率升高，患者且呈年轻化趋势。那么，哪些人或者哪些高危因素需要我们引起重视呢？

主管护师小鲁：

　　乳腺癌病因不明，流行病学研究发现乳腺癌危险因素有：①居住在城市；②所在地区的纬度偏高或长期在北方偏冷地区；③年龄在35岁以上（尤其是老年妇女）；④无婚史；⑤未生育或初次生产的年龄＞30岁；⑥肥胖；⑦月经初潮年龄＜12岁或绝经年龄晚；⑧有乳腺增生病史；⑨有乳腺癌家族史；⑩长期多次或一次性接受大剂量X射线照射史；⑪长期精神压抑或受到严重精神刺激等。

主管护师小范：

　　我觉得存在乳腺疾病史，尤其是有遗传及家族史的人群发生乳腺癌的风险更大。

　　（1）乳腺疾病史：部分乳腺良性病变有致癌可能，但恶变率非常低。

　　（2）遗传和家族史：乳腺癌的遗传性和家族聚集发病现象已被普遍认为是乳腺癌的危险因素之一。若存在以下情况，应高度怀疑妇女可能患乳腺癌并应密切随访：父系或母系中有多位亲属患乳腺癌；同时有乳腺癌和卵巢癌家族史；有双侧，特别是绝经前双侧乳腺癌和（或）早期乳腺癌的家族史。

护士小郑：

生活习惯等对乳腺癌的发生有没有影响？

护师小洪：

临床研究发现，生活习惯与乳腺癌的发生也有很大的关系，如吸烟，30％的癌症是由吸烟所引起的，乳腺癌也是其中之一。还有一些环境因素，如暴露于电离辐射，亦与乳腺癌的发生有明显的相关。

护士长：

大家说得非常好。很多乳腺癌都是无意间被发现的，了解乳腺癌的临床表现，早期发现自身乳房异常现象，并积极治疗，可以大大改善预后。从我们医护人员的角度来说，我们也必须掌握乳腺癌的临床表现。那么，乳腺癌的临床表现有哪些？

护师小何：

乳腺癌早期多无明显症状，随着病情的进展，可出现多种局部及全身症状。

（1）乳腺肿块。乳腺肿（包）块是乳腺癌最常见的首发症状。多数患者最早的表现是患侧乳房出现无痛、单发的小肿块。因无自觉症状,所以常系患者无意中(如洗澡、更衣)或健康检查时发现。

(2)乳房疼痛。多数早期乳腺癌患者缺乏乳房疼痛等症状。中晚期乳腺癌可有乳房疼痛,表现为乳房刺痛、钝痛、胀痛、隐痛或胀感不适(但与月经周期无关)。对于绝经后的妇女,如出现明显的乳房疼痛,应警惕乳腺癌的可能。

(3)乳房皮肤改变。乳腺癌肿表面的皮肤改变与肿瘤位置的深浅和侵犯周围组织的程度有关。一般早期或位置较深的肿瘤,其表面皮肤多无异常改变,而位置较浅表或较晚期肿瘤,则可引起各种相应的皮肤改变。

护士小郑：

我来补充下,乳腺癌的临床表现还包括乳头、乳晕的改变、乳头溢液和区域淋巴结肿大等。

(1)乳头、乳晕改变。①乳头内陷及朝向改变,这些均系乳腺癌的重要体征。乳头内陷也可以是乳头发育不良的表现,故只有近期内陷才有意义。而乳腺癌所致的乳头内陷与先天性乳头内陷不同,后者常可用手牵拉提出。②乳头湿疹样改变,多为乳腺湿疹样癌的临床表现。最初为乳头刺痒、灼痛,接着出现乳头和乳晕的皮肤发红、糜烂、潮湿。乳头湿疹样癌临床较少见,恶性程度低,发展慢,淋巴结转移也较晚。

（2）乳头溢液。乳头溢液有血性、脓性、浆液性、水样或乳汁样，常提示乳房内有病变，一般多为良性病变。但年龄＞50岁的妇女若出现单侧乳房单导管溢液者，其乳腺癌的可能性大。

（3）区域淋巴结肿大。一般病期越晚，肿瘤越大，经淋巴结转移的机会就会越大。少数乳腺癌以淋巴结转移为首发症状，即临床尚未发现乳房内肿块，而腋窝却有肿大的淋巴结，因此被称为隐性乳腺癌。

护士长：

了解了乳腺癌的临床表现，我们再来讨论下乳腺癌是怎么分期的？

护师小邢：

乳腺癌分期按病理类型分为非浸润性癌、早期浸润性癌、浸润性特殊癌和浸润性非特殊癌。

（1）非浸润性癌：包括导管内癌（癌细胞未突破导管壁基底膜）、小叶原位癌（癌细胞未突破末梢乳管或腺泡基底膜）和乳头湿疹样乳腺癌。此型属早期，预后较好。

（2）早期浸润性癌：包括早期浸润性导管癌（癌细胞突破管壁基底膜，开始向间质浸润）和早期浸润性小叶癌（癌细胞突破末梢乳管或腺泡基底膜，开始向间质浸润，但仍局限于小叶内）。此型仍属早期,预后较好。早期浸润是指癌的浸润部分小于10％。

（3）浸润性特殊癌:包括乳头状癌、髓样癌(伴大量淋巴细胞浸润)、小管癌(高分化腺癌)、腺样囊性癌、黏液腺癌、大汗腺样癌和鳞状细胞癌等。此型分化程度一般较高,预后尚好。

（4）浸润性非特殊癌:包括浸润性小叶癌、浸润性导管癌、硬癌、髓样癌(无大量淋巴细胞浸润)、单纯癌和腺癌等。此型一般分化程度低,预后较上述类型差,是乳腺癌中最常见的类型,占80％,但判断预后尚需结合疾病分期等因素。

护士长:

目前,手术是治疗乳腺癌的首选方式,常见的手术方式有哪些?

护师小高:

随着对乳腺癌的深入了解,手术方式的不断改良,目前常见的手术方式包括:乳腺癌根治术、乳腺癌扩大根治术、改良乳腺癌根治术、单纯乳房切除术和保乳手术等。

（1）乳腺癌根治术。乳腺癌根治术是将患侧乳房、胸大小肌和腋窝淋巴结在内的组织整块切除的根治术,又被称为Halsted术式。

（2）乳腺癌扩大根治术。由于内乳淋巴结的发现和肿瘤病理学的发展,为了彻底清除乳腺癌的病灶,降低复发率,对可能产生转移的途径和部位均应给予预防性清扫。于是,又提出了扩大根治术的概念,将切除范围扩大到胸廓内动、静脉及其周围淋巴结,甚至锁骨上淋巴结和纵隔淋巴结。此类手术虽进一步降低了乳腺癌的局部复发率,但手术损伤大、并发症多、死亡率高,且由此所造成的患者生存质量损害也极为显著。

（3）改良乳腺癌根治术。在标准根治术的基础上,保留胸大肌、切除胸小肌的乳腺癌改良根治术,或保留胸大肌、胸小肌的乳腺癌改良根治术,缩小了乳腺癌根治术的手术范围。

（4）单纯乳房切除术。此术式手术范围仅包括整个乳腺组织以及胸大肌筋膜,主要适用于乳腺存在严重损害而不能耐受根治术或改良根治术的早期乳腺癌患者,而对于乳腺癌晚期患者,也可能通过此术进行姑息性治疗。

（5）保乳手术。到20世纪70年代,破坏性更小的改良根治术已成为乳腺癌手术的主要术式。但随早期诊断技术水平及放、化疗治疗水平的持续提高,尤其是认识到乳腺癌是一个全身性疾病的本质,并且已在多数病例发现早期血道播散的证据,使得广泛性破坏手术的必要性受到越来越多的质疑。越来越多的外科医生接受并积极支持缩小手术范围,并开始了对于保留乳房的乳腺癌手术的探索。从此,切除乳腺癌组织并配合放疗、化疗和内分泌治疗的综合治疗成为乳腺癌治疗的发展方向。

主管护师小范：

我想再补充一点，通过手术治疗乳腺癌多少会对乳房造成损坏，从而影响到患者的个人形象。近些年来，随着治疗理念的进步、整复外科手术技巧的推广，越来越多的医生在注重治疗效果的同时也更多地关注患者对于维护乳房外形的需求。因此，在2015版乳腺癌治疗指南与规范中，增加了较多对乳房重建和整形相关的内容，旨在帮助乳腺癌患者重塑乳房外形，使两侧乳房在外观上保持基本对称，使患者能够自信地恢复正常的社会生活。

在中国，乳房重建的比例还不到5%。一方面是患者自身对癌症比较恐惧，医生对患者和家属的宣教也不够，导致其常常谈癌色变，认为完整切除是治疗的唯一手段，而不愿考虑重建乳房手术，从而丧失乳房重建的机会。另一方面是由于目前很多专科医院或综合医院在进行乳腺癌的诊疗过程中，在乳房重建手术的技术上还存在欠缺，且与整形外科的合作也不够紧密，难以给患者提供高质量的乳房重建和整形的医疗服务。当然，这也与国内乳房重建辅助材料缺乏（设备资源可获得性低、假体规格不全等）以及经济水平等相关。

护士长：

不论是哪种手术，围手术期间的护理都是非常重要的。我们病例中的患者是术后转入ICU的，那么我们重点来看一下术后护理要点有哪些，有谁能来说说吗？

实习护士小王：

老师，乳腺癌术后的患者我也有所了解，我想说说我的看法。手术后我们首先要加强对患者生命体征的观察，术后注意血压、心率变化，防止发生休克。对于胸骨旁淋巴结清除的患者，观察其呼吸变化，当患者出现胸闷、呼吸困难时，需进行胸部查体和X线检查，以判断有无因术中损伤胸膜而引起气胸的问题。其次，还需要做好切口护理，乳房切除术后需用胸带加压包扎。压迫过紧可引起皮瓣、术侧上肢的血运障碍；包扎松弛，则易出现皮瓣下积液，致使皮瓣或植皮片与胸壁分离，不利于愈合。所以应定时调整胸带的松紧度。妥善固定皮瓣下引流管，保持持续性负压吸引。注意观察引流液的颜色、性质和量，一般术后1～2天每日引流血性液50～100mL，以后逐渐减少。术后4～5天创腔无积液，创面皮肤紧贴则可拔管。下床活动时，保持引流瓶（袋）位置低于上管口高度。若引流管拔除后，出现皮下积液，应在严密消毒后抽液，并加压包扎。创面愈合后，可清洗局部，以柔软毛巾轻轻吸干皮肤上的水分,避免粗暴的擦洗;或用护肤软膏轻轻涂于皮肤表面,促进血液循环,防止干燥脱屑,预防皮肤坏死。

护士小徐:

除了小王同学说的这些,我认为在患者术后所处的环境方面我们也要下点功夫,这样有利于患者的康复。具体方法如下。①创造良好休养环境:为患者提供安静有序的休养环境,保证室内空气新鲜、清洁,并定时消毒。②对过敏的处理:部分患者术后因对黏性弹性绷带过敏,可出现皮肤瘙痒、水泡等过敏反应。一旦发现应及时上报处理,并嘱患者不要用手搔抓,以防止皮肤破损造成细菌感染而加重病情。③饮食护理:术后指导并监督患者早期禁食,避免进食牛奶、豆浆等可引起腹胀的食物,多食新鲜蔬果、豆制品、鱼类、蛋类等,辅以适量运动。

主管护师小鲁:

我们还需要加强对术后并发症的观察,常见的并发症有皮下积液、皮瓣坏死及上肢水肿等。

(1) 皮下积液:乳癌术后患者发生皮下积液较为常见,发生率为 10%～20%,除手术因素外,术后要特别注意保持引流通畅,包扎松紧适宜,避免过早外展术侧上肢。及早发现积液,及时穿刺或引流排出,并加压包扎,防止皮瓣再度漂起。同时应用抗菌药物防治感染。

（2）皮瓣坏死:乳腺癌切除术后皮瓣坏死率为10%～30%。皮瓣缝合张力大是坏死的主要原因。坏死初期,皮瓣边缘出现表皮下积液,继之全层皮肤变黑、变硬。术后预防皮瓣坏死的主要措施是观察创面,勿加压包扎过紧,及时处理皮瓣下积液。坏死的皮瓣常需植皮治疗。

（3）上肢水肿:主要原因是上臂的淋巴回流不畅,皮瓣坏死后感染,腋部无效腔积液等。术后要避免在术侧上肢静脉穿刺、测量血压,并及时处理皮瓣下积液。通常手术后患者手臂会有轻度水肿,卧床时将患侧手臂抬高能够预防或减轻肿胀。出现明显水肿时,除抬高患肢外,还可按摩患侧上肢,进行适当的手臂运动,对腋区、上肢进行热敷等。

实习护士小乐:

老师,能不能再详细给我们介绍下乳腺癌患者术后康复?

主管护师:

乳腺癌患者术后康复及患侧上肢康复训练,应在手术后24h鼓励患者做腕部、肘部的屈曲和伸展运动,但应避免外展上臂。48h后可下床,活动时应用吊带将患肢托扶,需他人扶持时,注意不要扶患侧,以免腋窝皮瓣滑动而影响愈合。术后 1 周开始作肩部活动。10～12 天后鼓励患者用术侧的手进行自我照顾,如刷牙、梳头、洗脸等,并进行上臂的全关节活动,方法如下。

（1）爬墙运动:面对墙站立,脚趾尽量靠近墙,双脚分开,肘弯曲,手掌与肩同高贴在墙上,手指弯曲渐往墙上移动,直到手臂完全伸展为止,然后手臂再往下移,直至原来的位置。

（2）转绳运动:面向门站立,绳子一端绑在门上,另一端由患者的术侧手抓住,手臂伸展与地面平行,顺时针方向,以画圈方式转动绳子。

（3）举杠运动:两手伸直握住杆子,两手相距 60cm,将杆子举高过头顶,弯曲肘部将杆子放在头后方;反方向将杆子举至头顶,再回到原来位置。

（4）滑绳运动:双手握住挂在头顶上方挂钩上的绳子两端。轮流拉扯两边绳端,使患侧手臂抬高至感到疼痛为止。逐渐缩短绳子的长度,直到患侧手臂能抬至额头高度。

护士长:

经过大家的讨论,我们对乳腺癌的高危因素、手术方式和围手术期护理有了较为深刻的认识。俗话说"防患于未然",那么乳腺癌应如何预防?

护师小高：

乳腺癌的预防分为一级预防、二级预防和三级预防。

1. 一级预防

一级预防即病因预防，主要是针对病因的预防和增强患者的免疫力。乳腺癌危险因素中有些是难以避免的，如遗传、月经史、环境等，但也有一些因素是可以调整的，如饮食习惯、生育史、生活方式等。一级预防的主要措施为：改变不良生活方式，学习保健知识，对高危人群采取有效预防措施等。

2. 二级预防

二级预防即乳腺癌的早期诊断，主要指临床早发现、早诊断、早治疗。加大乳腺癌普查力度，降低患者死亡率。乳腺癌普查方法如下。

（1）乳房自我检查：乳房自查是妇女自我保健的内容之一，可帮助早期发现乳腺问题。①自我检查时间：检查乳房宜在每月月经刚结束时进行，如果乳房肿块与月经周期无关，应到医院检查。绝经期妇女可选定每月一个固定的日期自检。②自我检查方法：有望诊和触诊两种方法。望诊时，取坐位或立位，在光线良好的镜前观看双乳及乳头是否对称，皮肤有无异常，然后举起双手，再双手叉腰，仔细观察乳房有无酒窝样凹陷。触诊时，仰卧床上，手指并拢伸开，手指手掌呈一平面，按顺时针方向，用手指轻轻触摸乳房的各部位,使乳腺在手指与胸壁间滑动,仔细辨认乳房和腋窝内有无肿块。若发现乳房不对称,乳房内有肿块,乳房增厚,乳房皮肤陷窝,乳头溢液或溢血,腋窝或锁骨上、下淋巴结肿大等症状,应立即到医院检查,以便确诊和治疗。

（2）临床乳房检查:在一般的人群中,进行临床乳房检查是乳腺癌普查方法的补充。

（3）乳房X线摄影:是诊断乳腺肿瘤最重要、最有效的方法。目前认为,对50～70岁妇女使用乳腺X线摄影作为一种早期发现乳腺癌的方法是有实际意义的。

（4）乳腺彩超:无创伤,可以自由扫查乳腺任何部位,同时可以显示腋窝淋巴结,乳腺X线片加彩超是目前公认的检查乳腺癌的最佳组合。

3. 三级预防

三级预防是对乳腺癌患者,尤其是中晚期患者积极治疗,以延长其寿命和提高其生活质量为目标。目前认为,乳腺癌为全身性疾病,应采用包括手术、化疗、放疗、内分泌治疗和基因治疗等在内的综合性治疗。

护士长:

今天我们讨论了乳腺癌的高危因素、高危人群,乳腺癌的临床表现、手术方式、术后护理以及预防等。患者在确诊乳腺癌后,由于社会活动能力改变、经济压力增大、体形改变、受病痛折磨等,往往会出现心理障碍,因此需要我们给予优质护理、个案护理和综合护理,满足患者的心理需求,给予其心理疏导和社会支持,以促进患者康复,改善其预后,提高其生存质量。

（虞柳丹 杨 群 洪 莹）

参考文献

[1]王碧芸,龚成成,胡夕春.2015中国抗癌协会乳腺癌诊治指南与规范:药物治疗策略的解读[J].中华乳腺病杂志(电子版),2016,10(2):65-70.

[2]邵志敏,李俊杰.2015版《中国抗癌协会乳腺癌诊治指南与规范》:外科部分解读[J].中华乳腺病杂志(电子版),2016,10(1):1-5.

[3]叶桦,王虹,代晓捷.延续性护理对乳腺癌患者术后化疗健康知识掌握情况及生活质量的影响[J].广东医学,2015,36(1):159-161.

[4]武佩佩,强万敏,王盈,等.乳腺癌患者术后性健康教育培训内容的构建[J].中华护理杂志,2016,51(11):1325-1329.

[5]温丽萍.乳腺癌根治术后的临床护理体会[J].中国卫生标准管理,2015,6(7):152-153.

［6］刘颖,袁长蓉.乳腺癌护理研究选题的国内外现状分析［J］.护士进修杂志,2016,31(4):307-309.

［7］沈坤炜.专家细说乳腺疾病［M］.上海:上海科学技术文献出版社,2011.

［8］马双余,王子明,王西京,等.现代外科疾病诊断与治疗［M］,北京:人民卫生出版社,2005.

案例十八　直肠癌术后

【查房内容】直肠癌术后患者的护理评估要点和重点监测内容

【查房形式】三级查房

【查房地点】ICU病房

护士长:

大家好,今天我们教学查房的重点是直肠癌术后患者的护理评估要点和重点监测内容。直肠癌是消化道常见恶性肿瘤之一,发病率仅次于胃癌,多发生于年龄在45～59岁的人群,男性多于女性。近年来,直肠癌的发病率有明显的上升趋势,其原因可能与人们饮食结构变化、人均寿命的延长以及检查手段的提高有关。

如果患者年龄大，基础疾病多，手术风险也就会增大。对于这样的患者，术后会常规转入ICU进行监护，待患者病情稳定后再转回外科病房。因此，我们必须掌握直肠癌的相关知识及术后护理重点。下面请责任护士小高给大家介绍一下患者的病史。

责任护士小高：

患者邬阿姨，72岁。因"大便带血1年，加重5天"于2018年1月4日入院。入院情况：患者生命体征平稳，神志清，无贫血貌，皮肤、巩膜无黄染。腹平软，未见胃型、肠型及蠕动波，全腹无压痛及反跳痛，无腹肌紧张，全腹未及包块，肝脾肋下未及，移动性浊音阴性，肠鸣音4～5次/min。肛门指诊：距肛门约5cm的直肠前壁可触及一肿物，质硬，活动度差，表面菜花状隆起，可触及肿物上极，肿物大小约5cm×5cm，占肠腔近1周，肠腔无狭窄，指套退出后发现暗红色血染痕迹。患者入院后进一步完善检查，考虑患者年龄大，基础疾病较多，予全院会诊排除手术禁忌证后，在全麻下行"直肠癌根治术"，手术过程顺利，术中生命体征基本平稳。患者血红蛋白低，予输红细胞悬液3U，术后入ICU继续监护。入科时，患者全麻未醒，气管插管，机械通气，体温36.1℃，脉搏97次/min，有创血压151/66mmHg，氧饱和度99％。查体：双侧瞳孔等大等圆，直径2mm，对光反射迟钝，两肺呼吸音正常，心律不齐，腹软,压痛反跳痛未及,查体不合作,直肠造瘘口干燥,腹腔引流管1根,盆腔引流管1根,引流通畅,敷料干燥,肛管1根,引流通畅,查四肢肌力不合作,双侧足背动脉搏动存在,双侧病理征未引出。患者昨夜已脱机拔管,鼻导管吸氧5L/min,诉腹部切口持续疼痛,止痛泵使用中,予安慰。神志清,精神软,昨术后14h总入量2752mL,总出量1565mL,尿量1210mL,肛管引流量150mL,盆腔引流量200mL,皮下引流量5mL。

患者目前主要的护理问题有:①疼痛;②焦虑;③有感染的风险;④活动无耐力。

护士长:

谢谢小高,听了详细的病史汇报,相信大家对这名患者的病情有了基本的了解。首先我们来讨论一下直肠癌的临床表现,谁来讲一讲?

护士小吴:

直肠癌早期多无明显症状,直至癌肿增大并有溃疡时,症状才会比较明显。患者常出现直肠刺激症状,即癌肿刺激直肠使患者频繁产生便意,致排便习惯改变,便前肛门有下坠感,有里急后重、排便不尽感。晚期患者有下腹痛,也会产生黏液血便。当癌肿破溃时,大便表面带血和黏液。血便是直肠癌患者最常见的症状,85%的病例可在早期出现便血,且随着疾病进展出血量由少变多。发生感染时,可出现脓血便。随着癌肿的增大,肠腔变窄,粪便逐渐变细。癌肿造成肠管部分梗阻时,可表现为腹部胀、痛或阵发性绞痛,肠鸣音亢进,排便困难。直肠癌晚期,当癌肿侵犯前列腺、膀胱,可发生尿频、尿痛;侵犯骶前神经则发生持续性剧烈疼痛。出现肝转移时,可有腹水、肝肿大、黄疸、贫血、浮肿等恶病质表现。

护士长:

邬阿姨是因为"大便带血 1 年,加重 5 天"来就诊的。肛门指检是直肠癌的主要诊断方法之一,75% 以上的直肠癌发生在低位直肠,可经肛门指检触及,从而可了解癌肿的部位、大小、范围及与周围组织的关系。那么,根据肛门指检结果,大家能否初步判断邬阿姨的直肠癌的大体分型是哪一型?

护师小虞:

初步判断应该是肿块型。

护士长:

你是怎么判断的呢?

护师小虞:

直肠癌多发生在腹膜返折以下的直肠壶腹部。按大体分型,可分为溃疡型、肿块型和浸润型。其中,以溃疡型多见,占直肠癌的50%以上。肿瘤向肠壁深层发展,并向四周浸润,早期可有溃疡,形状为圆形或卵圆形,中心凹陷,边缘凸起,表面糜烂、易出血。分化程度低,会较早发生转移。肿块型也可称作髓样癌或菜花型癌,肿瘤向肠腔内生长,呈菜花状,表面可产生溃疡。肿块向四周浸润较少,恶性程度较低。浸润型也被称作硬癌或浸润癌。肿瘤沿肠壁环状浸润,易致肠腔狭窄,从而引起肠梗阻,分化程度较低,转移早。

实习护士小马:

老师,我有疑问,请问根据肛门指检就可以确诊直肠癌了吗?

护士长:

小马提的问题很好。哪位可以解答下?

主管护师小陈:

结直肠癌诊断的金标准是肠镜检查,肠镜检查结合活检结果,可以明确肿瘤性质,并根据肿瘤的位置和病理结果制定手术方案。目前,根据美国国家综合癌症网络(NCCN)指南及国内结直肠癌治疗规范,大肠癌术前需完善全腹部增强CT和直肠增强MRI(直肠癌患者),进而获得术前影像学分期,从而指导下一步治疗计划。如直肠癌处于早期或中期,无周围淋巴结或组织器官侵犯,可考虑手术切除。如为晚期或有周围淋巴结转移的可能,通过CT等发现肿瘤侵犯出系膜并浸润周围脏器,或有远处脏器转移的可能,则建议先行新辅助化疗或放化疗,争取使肿瘤降级或减少转移病灶。如转移病灶可切除,则可考虑同步切除,术后继续化疗;对于不可同步切除者,可术后行化疗,根据复查结果评估切除的可能性。目前,手术治疗仍是结直肠癌的首选治疗方法。该患者的腹部CT平扫＋增强示:①直肠占位伴周围多发淋巴结,首先考虑直肠癌(分期≥T3,N3);②肝左叶小囊肿、右肾小囊肿;③胆囊多发结石;④肝右叶钙化灶;子宫钙化灶;⑤建议必要时复查。盆腔MRI平扫＋增强示:①直肠下段癌,局部影像分期为局部突破外膜,T3c并MRF＋,直肠系膜区、直肠上动脉周围多发轻度肿大淋巴结,N2b。②子宫内多发小肌瘤伴变性(考虑),建议必要时随访复查。虽然未行肠镜检查,但是邬阿姨的腹部CT平扫＋增强和盆腔MRI平扫＋增强检查结果已经非常明确提示直肠癌,且有手术指征,故行择期手术。

护士长:

　　邬阿姨所接受的手术是"直肠癌根治术",切除范围包括癌肿、足够的两端肠段、已被癌细胞所侵犯的器官的全部或部分以及四周可能被癌肿浸润的组织、全直肠系膜和淋巴结。根据癌肿在直肠的位置不同，可以选择不同的术式。根据邬阿姨手术中的探查结果，最后决定行 Hartmann 手术。那么，你们知道 Hartmann 手术适用于哪些患者吗？

实习护士小胡：

老师，Hartmann 手术即经腹直肠癌切除，近端造口，远端封闭手术，适用于一般情况差，不能耐受 Miles 手术或因急性肠梗阻不宜行 Dixon 手术的患者。

护士长：

小胡说得很好。那么，大家讨论下，我们对于这样的患者，术后应当特别注意观察的事项有哪些？

主管护师小方：

首先，要注意监测患者生命体征变化，观察尿量、腹部体征、切口敷料、引流管引流情况。其次，要观察患者切口疼痛情况，鼓励患者早期下床活动，以便早日排气、排便，预防静脉血栓形成。最后，要鼓励患者咳嗽、咳痰，预防肺部感染。

护士长：

小高，患者手术后转入我们科时，你对这位患者主要进行了哪些护理?

责任护士小高:

患者入科时,立即予心电监护,呼吸机辅助呼吸,记录24h出入量,监测各项指标。当晚予拔出气管插管,改鼻导管吸氧,腹部切口、造口和引流管引流情况都是观察的重点。患者麻醉清醒后诉疼痛,NRS评分5分,为急性疼痛,腹部切口持续性钝痛,体位改变时明显,向患者宣教疼痛相关的注意事项。经过与患者沟通,予肌注曲马多注射液0.1g,以控制疼痛,关注患者疼痛控制情况及镇痛药物副作用。30min后患者疼痛缓解,NRS评分2分,予安慰,继续使用止痛泵,及时再评估。另外,需要做好引流管护理。术后要固定好患者的引流管,保障引流管畅通,避免堵塞或扭曲等造成患者局部感染。我们要注意引流液的性状和颜色,当出现暗红色的引流液时,表明患者可能发生感染;当引流管内出现气体、粪便时,表明已经发生吻合口瘘,此时应该立即冲洗引管,以免造成严重影响。同时,也要注意观察造瘘口及周围皮肤情况。

护士长:

好的,谢谢。护理过邬阿姨的同事应该都看到过,她的腹部切口和造瘘口距离非常近,这样可能会产生什么影响呢?

护士小米：

腹部切口与造瘘口接近，切口易被污染而引起感染，所以做好腹部切口管理对于预防感染至关重要。术后早期使用造瘘口的口袋可以较好地解决切口被粪便污染的问题。

护士长：

是的，所以我们必须做好造瘘口护理。直肠癌是消化道常见的恶性肿瘤，约有1/3的病例难以避免地要接受腹壁永久性造口，而这会给患者生活、心理带来了极大的影响。我国每年要施行结肠造瘘口的患者超过10万人。因此，对肠造瘘口患者的护理越来越受到医护人员的重视。加强结肠造瘘术后的护理工作，减少术后并发症的发生，维护造口患者的心理健康，提高患者的生活质量已成为当今造瘘术后患者护理的主要方向。谁来介绍下造瘘口是什么？

护士小岑：

由于疾病治疗的需要，通过手术将肠的末端缝于腹壁的一个开口，用来排泄粪便，即肠造瘘口。根据腹壁开口肠管的类型不同，可将肠造瘘口可分为结肠造瘘口和回肠造瘘口。患者邬阿姨采取的是结肠造瘘口。

护士长：

关于造瘘口,大家应该如何来观察?

护师小张：

要严密观察造瘘口黏膜的颜色、形状、高度、水肿等情况。正常肠造瘘口黏膜的情况为鲜红色或粉红色,表面光滑湿润。如果肠管颜色呈暗红或淡紫色,应及时向医生报告。同时也要观察造瘘口周围皮肤是否正常。若出现损伤,如红斑、损伤、皮疹或水疱,也要及时向医生汇报。另外,还要观察造瘘口的排气情况。造瘘口有气体排出是肠造瘘手术后观察肠道功能恢复的最主要的指征。术后早期不能使用有碳片的造瘘口袋。邬阿姨术中已粘贴好造瘘口袋。也可选择术后使用透明粘贴式造瘘口袋。一般采用两件式透明造口袋,既可观察造口黏膜,也便于倾倒造口排泄物。术后早期造瘘口黏膜颜色鲜红、有弹性,约1/2的患者会有黏膜水肿,不必行特殊处理,一般3～5天可自行消退。严重水肿者用10%氯化钠溶液浸湿纱布湿敷,效果明显。正常造瘘口可凸出于腹部平面1.5～2.0cm。造瘘口周围皮肤预防性使用皮肤保护粉、皮肤保护膜。防止粪便或造瘘口底板胶对皮肤造成刺激。造口缝线于术后5～7天拆除。过长时间的滞留,容易引起黏膜感染,形成造瘘口黏膜分离。造瘘口袋需合理选择,尽量不要刺激到皮肤,并定时更换、清洗,将注意事项告知患者及其家属,并在出现问题时,及时予以指导和解答。当发生糜烂、水肿、皮炎以及压痛时,需立刻予以对症解决,保持造瘘口袋的干燥,也可予以抗菌药物抗感染治疗,并及时清理污渍。

护士长:

更换造瘘口袋时,需要注意的事项有哪些? 最近有哪位同时给患者换过? 请说说看。

主管护师小邢:

首先,要准备好所需的物品,包括造口袋及附件产品、剪刀、造瘘口量尺、笔、纸巾、温水等。接着,揭除底盘,建议使用黏胶祛除剂,动作要轻柔,用温水清洗造瘘口周围的皮肤并使皮肤干燥。然后,使用造瘘口量尺测量造瘘口的大小,并在底盘上用笔圈好。剪裁造瘘口底盘,并用手指抚平内缘。再去除底盘保护膜。这个时候可将防漏膏涂于底盘内缘或将可塑防漏贴环贴于造瘘口周围,也可使用造瘘口护肤粉及皮肤保护膜,加强皮肤保护。在佩戴底盘的时候,要自下而上按压固定住底盘,并由内而外一圈圈充分按压整块底盘黏胶,时间不少于2min。再接着封闭造口袋排放口,自下而上将造瘘口连接环的底部与底盘扣合,扣紧锁扣,当听到"咔嗒"声,就说明袋子已经扣好。最后,用手掌轻置于造瘘口袋上一段时间,将热量传递至底盘,使佩戴更加牢固。也可以使用弹力胶固定底盘,增加佩戴的安全性。

护士长:

小邢介绍得非常详细,谢谢。通过以上几位同事的讲解,相信大家对造瘘口的观察及如何更换造瘘口袋有了进一步的掌握。也希望大家再碰到有造瘘口的患者时,能做到严密观察,严格按照流程更换造瘘口袋。

我还要补充一下,对患者的心理护理我们也必须做好。可以与患者热情交谈,鼓励患者说出内心的真实感受,及时发现其悲哀、失落的消极情绪,并给予耐心劝导。在操作的时候,希望大家尊重患者的隐私,用屏风等适当遮挡,以维护患者的尊严。

另外,小高汇报病史的时候也提到患者手术后的当晚主诉疼痛,直肠癌患者围手术期疼痛护理十分重要,优化直肠癌术后疼痛的干预措施,可以减轻患者的恐惧、焦虑情绪,减轻直肠癌手术患者疼痛程度。那么,对于直肠癌术后患者的疼痛,我们应如何进行综合护理干预?

护师小蔡:

综合护理干预是采用音乐放松、心理、认知、行为等多种干预手段,针对直肠癌患者特定的生理及心理状况,进行有效的心理、行为指导及情感支持,促使患者情绪稳定,减少焦虑情绪,从而减轻术后疼痛感。具体方法有如下几点。①音乐放松疗法:根据患者的年龄、文化程度、兴趣和爱好选择歌曲,音量的大小应以患者感觉最佳为宜。患者可以闭上双眼听音乐。②心理干预:大多数患者因担心术后剧烈疼痛,从而引发恐惧、焦虑情绪,这样不利于切口愈合。此时应评估患者的心理状况及焦虑的原因,给予针对性的心理干预,采用倾听、劝解、启发等方式进行交流,分散患者对疼痛的注意力,有效缓解患者的焦虑情绪。③认知干预:了解患者对疾病的认知,结合具体情况有针对性地讲解疾病的相关知识、手术治疗方案、注意事项、心理状态以及对疾病发展转归的影响。④行为干预:制定完善的疼痛评估和个体化、多模式、超前镇痛方案,规范疼痛护理;创造良好的护理操作环境和氛围。协助患者取舒适卧位,各项护理动作均应轻柔。在为直肠癌患者术后换药过程中,播放节奏舒缓的音乐,以缓解患者换药时的不良情绪。综合护理干预的目的就是通过我们医、护、患三者的共同努力,将直肠癌患者术后疼痛控制在微痛,甚至无痛的范围内。

护士长:

谢谢小蔡。对于直肠癌术后患者,我们不仅要观察手术切口疼痛，还要注意观察有无腹痛。少数患者伴有腹痛，局部或全腹压痛，肌紧张。如并发有呕吐、腹部触及包块，则考虑并发肠梗阻。如有局限性或慢性腹膜炎的表现，则提示感染可能。也可以通过观察白细胞和中性粒细胞数量的变化来观察是否存在感染。若白细胞和中性粒细胞计数升高，则提示感染。讨论到现在，大家对于直肠癌术后相关护理评估要点和监测重点还有要补充的吗？

主管护师小范：

直肠癌相关内容我们讨论得差不多了，但是邬阿姨之所以术后入ICU进行监护治疗，主要还是因为其基础疾病较多，担心术后发生并发症。所以我们对于这样的患者，进行基础疾病的观察与护理也是不容忽视的。特别是邬阿姨，这位患者呈现房颤心律，心功能较差。我们在监护的时候，患者的心律、心率以及心功能都是我们监测的重点。

护师小洪：

护士长，我也补充一点，我们还要预防下肢静脉血栓形成。因为患者年龄较大，手术后其血黏度增加，血管损伤则易形成血栓。预防的方法是鼓励患者早期在床上进行伸展肢体或肌肉伸缩锻炼，定期为患者活动肢体，促进其局部血液循环，适当多下地活动，以促进肠蠕动恢复，减少并发症。

护士长：

好的，小范和小洪都补充得很好。今天查房就到这里，我来总结一下。我们是综合ICU，护理人员应根据不同患者的疾病特点进行认真、细致地护理，最大限度地延长患者的生存期，改善患者生存质量，提高生存率。我相信通过今天的查房，大家对于直肠癌相关知识以及直肠癌术后的护理评估要点和监测内容比较熟悉了。如果还有什么不明白的地方，希望大家有空的时候继续加强学习，多请教其他同事。

我们作为对各种急危重症患者集中加强监护、治疗和护理的综合ICU，要求大家必须掌握跨专业、跨学科的知识，熟练掌握急救技能，并具备敏锐的观察力、强烈的责任感和慎独精神，努力提高专科护理水平及综合护理能力。最后，谢谢大家参加今天的教学查房。

（方　芳　张玉楚　袁玲玲）

参考文献

[1]伊玲丽.直肠癌患者术后造口护理的研究进展[J].养生保南,2016,25(22):149.

［2］季永梅.直肠癌术后人工肛门患者应用护理干预的影响研究［J］.实用临床护理学电子杂志,2017,2(8):116, 119.

［3］江爱国.综合护理干预对减少直肠癌患者术后疼痛的影响［J］.中国社区医生,2017,33(15):113,115.

［4］李林.100例直肠癌根治术后的护理体会［J］.内蒙古中医药,2013,32(4):155.

［5］董海萍.直肠癌术后造口综合护理效果观察［J］.医药前沿,2017,7(34):273-274.

［6］杨爱花,谢琼.肠造口患者个案管理的研究进展［J］.现代临床护理,2017,16(7):73-76.

［7］唐和平.直肠癌根治术前后护理体会［J］.实用中医药杂志,2015,31(11):1067-1068.

案例十九　糖尿病足坏疽截肢术后

【查房内容】糖尿病足坏疽截肢术后患者的护理
【查房形式】三级查房
【查房地点】ICU病房

护士长：

糖尿病足（DF）的概念是 Oakley 于 1956 年首先提出的，1972 年 Catterall 将其定义为因神经病变而失去感觉和因缺血而失去活力，同时合并感染的足。WHO 对于糖尿病足的定义是与下肢远端神经异常和不同程度的周围血管病变相关的足部感染、溃疡和（或）深层组织破坏。糖尿病足因其进展快、病程长、难治愈、致残率高、致死率高的特点成为糖尿病最重要的并发症。今天我们一起学习一例糖尿病足坏疽截肢的病例，请责任护士介绍一下病史。

责任护士小高：

患者，男，62岁。患者行右下肢截肢术后2年余，左足外伤后发黑2月余。患者2年前在家中因穿新鞋不适，致右脚摩擦出水泡，水泡破裂后发生感染。起初伤口红肿，皮肤逐渐发黑，遂至外院就诊，诊断为糖尿病足，予右下肢截肢术，术后抗感染、控制血糖、补液、营养支持治疗后好转出院。2个月前，患者因剪脚趾甲，致左足踇趾皮肤破损感染，起初伤口红肿，2天后伤口变黑，逐渐扩大致足背、足底。一周前出现足部凹陷性水肿，当时无发热、寒战，无胸闷、气促，无头晕、恶心，无腹痛、腹泻，遂来我院急诊，拟"糖尿病足伴坏疽"收治。

患者既往有糖尿病病史20年，每日清晨口服格列齐特

10mg 和利格列汀片 60mg,自诉血糖控制可。

查体:神志清,生命体征正常,查体合作,右小腿中段以远缺如,双下肢水肿明显,左小腿下段以远肢体发黑、溃烂,伴有恶臭,左下肢趾端血运较差。

入院后,予完善各项入院常规检查和术前检查。随后,行"左大腿截肢术和负压封闭引流(VSD)术",术后转 ICU 继续监护治疗。现患者神志清,生命体征平稳,右小腿中段以远缺如,左下肢截肢术后改变,远端敷料包扎,VSD 负压引流中。

护士长:

这位患者的诊断非常明确,就是糖尿病足,而且是重症患者。我们 ICU 收治的糖尿病足的患者不多,那么借这个机会,我们对糖尿病足的相关知识进行探讨。为了更好地理解糖尿病足,我们必须先弄清楚几个相关的概念:糖尿病、神经性关节病、动脉粥样硬化闭塞症和坏疽。首先,我们请几位同事来说说有关糖尿病的相关知识。

护士小刘:

糖尿病(DM)是一组以高血糖为特征的代谢性疾病。高血糖是胰岛素分泌缺陷或其生物作用受损,或两者兼有引起的。由于糖尿病患者长期存在高血糖,导致其各种组织,特别是眼、肾、心脏、血管、神经的慢性损害和功能障碍。

护师小李：

糖尿病的并发症有急性并发症和慢性并发症两种。

（1）糖尿病急性并发症：糖尿病酮症酸中毒、高渗性高血糖状态和乳酸性酸中毒。

（2）糖尿病慢性并发症：糖尿病肾病、糖尿病眼部并发症、糖尿病足、糖尿病性心脏病、糖尿病性脑血管病和糖尿病周围神经病变。

主管护士小王：

神经性关节病是由 Charcot 于 1868 年首先提出并描述的，其发病于关节神经部位，故也称为 Charcot 关节病。此类疾病的患者表现为无疼痛感，因此又有无痛性关节病之称，是一种继发于神经感觉和神经营养障碍的破坏性关节疾病，是因中枢或周围神经性疾病导致患者失去关节深部感觉，不能自觉调整肢体的位置，使关节经常遭受比正常大得多的冲击、震荡和扭转性损伤引起的。同时，由于神经营养障碍，破损的软骨面、骨端骨和韧带不能有效修复，导致新骨形成杂乱无章，有时甚至出现骨端碎裂吸收、关节迅速破坏、关节囊和韧带松弛等。在感觉神经损伤的同时，有关交感神经亦可丧失功能，从而引起其支配区域的血管扩张、充血和破骨细胞活性增强,进而导致骨吸收、溶解和碎裂。

护士小郭:

坏疽是指组织坏死后因继发腐败菌的感染或其他因素的影响而呈现黑色、暗绿色等特殊形态改变。坏死组织经腐败菌分解产生硫化氢,后者与血红蛋白中分解出来的铁相结合,形成硫化铁,导致坏死组织呈黑色。

主管护士小冯:

我补充一下,对DM患者而言,坏疽可分为以下三类。

(1)湿性坏疽:糖尿病湿性坏疽的患者较多,多因肢端循环及微循环障碍,常伴周围神经病变和患侧足感染。局部常有红、肿、热、痛和功能障碍,严重者常伴有毒血症或败血症等临床表现。

(2)干性坏疽:糖尿病干性坏疽发病较少,占糖尿病足坏疽的5.0%。糖尿病患者多发生肢端动脉及小动脉粥样硬化,致管腔狭窄或闭塞,局部血供障碍,最终导致缺血组织发生干性坏疽。

(3)混合性坏疽:混合性坏疽较干性坏疽稍多见,占糖尿病足坏疽的15.2%。肢端局部血供障碍,引起干性坏疽,而病变另一部分合并感染。

护士长：

很好，知道了这些基本概念，我们就可以展开讨论一下上述的各种症状与 DF 之间的联系。DF 其实是一组足部的综合征，而不是单一症状。具体来说，它至少包含哪些要素？

护师小许：

DF 应包含三个要素：第一，患者是 DM 患者；第二，应当有足部组织营养障碍（溃疡或坏疽）；第三，伴有下肢神经或（和）血管病变。三者缺一不可，否则就不能称其为糖尿病足。

护士长：

很好。DF 是 DM 严重慢性并发症之一，可导致截肢。研究发现，85％的截肢 DM 患者是足溃疡引起的，而 15％左右的 DM 患者会发生足部溃疡。因此，预防和治疗糖尿病足溃疡（DFU）十分重要。那么，DFU 是怎么发生的呢？

主管护士小王：

DFU 的发生与 DF 神经病变、缺血病变和局部感染息息相关，可总结为以下三条发病过程：①外周动脉病变→组织活性减少→组织坏死和溃疡；②感觉神经病变→组织对疼痛刺激和压力反应较少→组织机械力学损伤→溃疡；③运动神经病变→正常足部结构改变→局部压力过高→溃疡。调查发现,在足溃疡的基础上,50%以上的创面存在感染,而感染又会进一步加重溃疡,甚至是导致患足截肢的重要因素。

护士长:

这也是 DF 主要的发病机制。那么如何评估其严重性呢?

护士小郭:

DFU 按照病因分为三类:神经性溃疡、缺血性溃疡和混合性溃疡。

主管护士小冯:

我来具体说一下这三种溃疡。

(1)神经性溃疡:患者通常有足麻木、感觉异常、皮肤干燥,但皮温正常,足背动脉搏动良好。病情严重者可发展为 Charcot 关节病。

(2)神经-缺血性溃疡:同时具有周围神经病变和周围血管病变,糖尿病足患者以此类居多。患者除了有神经性溃疡症状外,还有下肢发凉感、间歇性跛行和静息痛等,足背动脉搏动减弱或消失,足部皮温降低,在进行清创换药时,创面渗血少。

（3）单纯缺血性溃疡：此类患者无周围神经病变,以缺血性改变为主,较少见,需根据症状、体征及相关检查排除周围神经病变后,方可诊断。在我国,糖尿病足以混合性溃疡为主。

护士长：

现在我们了解了DF的概念、要素、发病机制,以及严重性的评估,那么DF具体是怎么分级的?

护师小林：

目前,有关DF的分级方法很多,临床上常用的方法为Wagner分级系统。此分级系统首先由Meggitt于1976年提出,后来Wagner加以推广,是目前临床及科研中应用最为广泛的分级系统。Wagner分级系统依据溃疡的深度和坏疽的范围将DF分为0～5级。

0级:有发生溃疡的危险因素。

1级:表面溃疡,临床上无感染。

2级:较深的溃疡,常合并软组织炎,无脓肿或骨感染。

3级:深度感染,伴有骨组织病变或脓肿。

4级:局限性坏疽。

5级:全足坏疽。

主管护士小刘：

其中5级DFU属于极重度坏疽。常有三种表现类型：①由于感染严重导致手或足大部或全部湿性坏疽。②由于肢端较大动脉完全阻塞造成手或足大部缺血性干性坏疽。③既有感染，又有肢端严重缺血，导致手或足大部分或全部混合性坏疽，常波及髁关节和小腿，可危及生命。

护师小张：

我补充一下，当患者为神经-缺血性或缺血性溃疡时，还要结合Fontaine分期来评估患者血管病变的严重程度。

Fontaine分期：第1期，轻微主诉期；第2期，间歇性跛行期；第3期，静息痛期；第4期，组织坏死期。其中，第4期主要指病变继续发展至坏疽期，足部侧支循环十分有限，出现严重缺血症状。

在发生溃疡或坏疽以前，皮肤温度降低，皮肤颜色为暗紫色。早期坏疽和溃疡往往发生在足趾部，随着病变的进展，感染、坏疽可逐渐向上发展至足部、踝部或者小腿，严重者可出现全身中毒症状。

护士长：

非常好。那么，大家根据刚才我们学习到的分级方法结合今天的病例,分析下本例患者的分级。

实习护士小王:

本例患者是Wagner5级,Fontaine第4期,对吗?

护士长:

是的,非常棒! Wagner5级、Fontaine第4期的患者大多数需要截肢手术。考虑到本例患者坏死肢体感染严重、血供无法重建、创面难以愈合等原因,我们最终决定对其进行截肢手术。那么,应该如何确定截肢平面呢?

主管护士小刘:

以往用于确定截肢平面的方法很多,如多普勒超声、血管造影、磁共振造影、CT血管造影(CTA)、皮肤灌注压测定、皮肤血流量测定和荧光素吸收等。我们医院比较倾向于参考CTA的结果来确定截肢平面。但即使有了CTA结果,确定截肢平面时仍存在两个极端:一种是尽最大努力保留患肢,但往往导致多次手术,最后在高一个或两个截肢平面才能保证伤口愈合;另一种是截肢均在高平面完成,但这样就可能导致本来可以保留的肢体功能也无法留存。

主管护士小冯：

近期的研究结果推荐采用经皮氧分压测定结合 CTA 结果来确定糖尿病足的截肢平面。研究显示，组织的经皮氧分压＜20mmHg 时，预示着截肢残端无法愈合；经皮氧分压＞40mmHg 时，预示着截肢残端可以愈合；经皮氧分压介于二者之间时，截肢残端有愈合的可能，但是可能需要采用增加血流的方法。

护士长：

截肢是为了保全患者的生命而不得已采取的治疗手段，该手术会给患者心理、生理和今后的生活带来严重影响。对于本病例中的患者，我们在围手术期护理工作中作出了哪些努力？

护师小张：

DF 的治疗十分困难，即便截肢手术后，另一侧下肢在 5 年内仍有高达 50％ 的可能性要行截肢术。该患者就经历了两次不同肢体截肢手术的情况，且第二次截肢手术平面是经科室反复评估后，才最后确定定位在大腿部位进行截肢。这对患者的心理打击极大，因此心理护理尤为关键。

要与患者建立良好的护患关系，护理人员应该具有高度的同情心,理解患者的心情,对患者提出的问题积极解答并给予安慰,细致地向患者讲明手术的必要性,以及不截肢的危害性,告知术后可安装假肢,重建功能,要让患者了解去除坏疽肢体不仅可以止痛,还可以延续生命。术前应耐心列举同类病例,同时取得患者及其家属的支持,鼓励患者树立战胜疾病的信心。

护士长:

术前我们需要观察哪些指标?

护士小钱:

DF患者需要控制血糖,如果血糖控制不好会延误手术,加重病情,威胁生命。①一般情况下,空腹血糖<10mmol/L,才能实施手术,对血糖控制困难的患者,需尽快请内分泌专科配合处理。②要让患者知晓控制血糖的重要性,指导患者饮食(每天的食量、食物搭配等,尽可能具体化),让患者从饮食上积极配合治疗,争取尽早手术。

责任护士小高:

其实,我国临床上有相当一部分DFU患者,在医院诊治甚至住院期间发生病情恶化。这与DF相关专科的医务人员对于足感染的严重性、处理的迫切性和复杂性认识不到位、工作不到位、技术水平不到位有关。我国的多中心调查数据证实,约有70%的糖尿病足溃疡患者合并感染。同时,这些患者往往合并三种以上的糖尿病慢性并发症,尤其是周围神经病、下肢血管病、肾病和营养不良。这些并发症造成糖尿病足溃疡的患者即使发生严重的感染,也可以不表现出严重的感染征象。因此,及时有效地发现和控制感染也是术前护理的要点之一。

护师小许:

说到控制感染的相关处理,我具体来说下。

(1)局部处理:对于存在严重感染创面的患者,护理人员要配合医生积极处理创面。此类坏死感染或伴坏疽都会有异常恶臭,渗出液量很大,要将患者安置到通风良好的区域,做好消毒隔离,防止交叉感染。尽早清除病灶组织,减少毒素的吸收。每天对创面进行消毒、换药,勤换敷料,尽可能保持创面干燥,感染控制后尽快实施手术。

(2)营养支持:患者受疾病迁延不愈、长期用药、长期控制饮食等因素影响,多伴有其他器官功能不同程度的损害,加上坏死感染、大量渗液、体液丢失、毒素吸收等因素影响,会导致患者体质越来越差,抵抗力下降。因此,术前充分评估,控制基础血糖,给予必要的营养支持,对保证手术安全和促进术后伤口愈合很重要。

护士长：

患者入院后完善相关术前检查，同时积极完善术前准备后，行"左大腿截肢＋VSD"，术后为求进一步监护，转入ICU。患者术后护理的注意要点有哪些？

实习护士小何：

我觉得术后心理辅导依旧很重要。截肢术后，患者发现身体外观发生变化，心理所受打击较大，会产生压抑、悲哀的情绪。要多关心、多鼓励，用爱心体贴患者，帮助患者渡过心理难关。

护士小刘：

该患者实施的手术虽然不算很大，但也应严密观察生命体征和重要器官功能。DM会对多器官会造成损害，麻醉、手术的创伤也很容易诱发其他器官疾病的发生。因此，一定要仔细观察，早发现，及时报告，及时处理。

护师小陈：

我补充下具体的专科护理措施。

（1）体位：将残肢用软枕抬高20°～30°，改善血液循环，减轻肢体肿胀，同时保持引流管出口低于残肢，保证引流通畅。

（2）负压封闭、引流管道护理：负压控制在 −200mmHg 左右较为适宜，但也要根据患者实际情况进行合理调整。如引流液量大或堵塞，应及时报告医生予对症处理；注意引流液的性质和量。床边每2h评估一次管道并记录，进行床边交接班。

（3）并发症的预防：强化基础护理，受高血糖状态的影响，患者皮肤的抵抗力减弱，对压力和各类刺激敏感性增加，同时中性粒细胞和吞噬细胞功能受损，而转移因子不能相应地增加以促进伤口愈合，所以一旦破损极，极易发生感染，导致伤口难以愈合。所以，加强基础护理，保持皮肤完整，预防皮肤受损非常重要。患者抵抗力低下，肺部、泌尿系统都易并发感染，应做好各系统全面预防的护理措施。

（4）控制血糖：因手术和麻醉刺激，术后血糖可出现反跳现象。因此，术后应定时监测血糖，根据患者血糖水平和截肢后体重调整胰岛素用量。

护士长：

术后患者虽已截肢，但仍有一部分患者存在幻肢痛，针对这部分患者，我们应如何护理？

护士小任：

可应用止痛药缓解疼痛，还可采用肌肉松弛药、抗惊厥药,辅以物理疗法、分散注意力和缓解焦虑等方法来减轻患者的疼痛。

护师小张:

及时处理疼痛有利于早期功能锻炼。术后第二天起残肢应呈伸直位放置,这样可以保持关节功能位,防止关节挛缩;所有骨突处均用软棉垫衬护,预防残端压伤和感染。术后指导患者进行早期功能锻炼,帮助其尽早坐起,进行残肢主动运动。一般术后2~3天以后就可以开始练习坐起。长期卧床后躯干肌的肌力减退将十分显著,为了使假肢获得步行的耐力,保持良好的步态,增强躯干肌的肌力十分重要。应以腹肌和背肌的训练为主,并辅以躯干的回旋、侧向移动和骨盆提举等动作。残端完全愈合后,经常给予均匀的压迫、按摩、拍打和蹬踩,并逐渐增加残肢的负重,强化残肢面的韧性和肌肉力量,为安装假体做准备。

护士长:

我们探讨了术前、术后的护理观察要点,现在再回到我们这个病例,患者出现双下肢水肿的情况。那么,请大家分析下,这是什么原因引起的?

主管护士小王：

出现下肢水肿原因有很多,比如心力衰竭、肾功能不全、严重肝病及甲状腺功能减退等。DF截肢术后患者最让人担心的是DVT。一旦发生DVT,如未及时诊断和处理,除少数能自行消融或局限于发生部位外,大部分血栓会随血流扩散至肢体的深静脉主干,甚至并发肺栓塞导致死亡。

责任护士小高：

本例患者经复查血管B超,基本可以排除DVT的可能。查N末端脑钠肽前体示:N末端脑钠肽前体＞35000pg/mL,结合病史,考虑患者存在心力衰竭。予抗感染、强心、利尿、纠正低蛋白血症后,水肿较前消退。

护士长：

对于DF患者,往往是一个小的伤口治疗不当或不及时,就会发展成DFU。从病例可以看到,患者两次截肢都是因为平时疏忽导致的。所以,减少DF的发生,重在预防。那么我们应如何对糖尿病患者宣教DF预防措施?

护师小李：

保持足部清洁。每天应洗脚,水温一般不超过患者下肢体表温度,以防止发生烫伤、起疱、感染、化脓。指甲不宜剪得太短,泡脚时间不宜过长,一般以20~30min为宜。擦脚时应注意用干毛巾吸干,以防止擦破皮肤。

注意足部保暖,防止冻伤。慎用热水袋、理疗,以防发生感染和烫伤。慎用按摩器和(或)手法按摩局部,以防皮肤起疱、感染,导致坏疽。

对足部已有畸形的,可穿矫形鞋,以纠正足的负重点。鞋袜要合脚,不宜过紧或过松。鞋袜要干净,透气性要好,最好穿软底布鞋和棉质袜,不穿露趾的鞋,不赤脚行走。不宜剧烈运动,避免双足负担过重。每天检查双足有无皮肤破溃,检查鞋袜有无破损。

如有鸡眼、骨刺、甲沟炎、胼胝、脚癣、囊肿,不要自行处理,应请医生治疗,以防处理不当或消毒不严格而引起细菌感染,导致坏疽的发生。

已有下肢供血不足、循环障碍者,应检查下肢血管彩色超声多普勒。有严重动脉阻塞者,必要时应作介入治疗。

护士长:

很好。经过医护人员的精心医治和护理,患者最终好转,近两日可转科出院。那么患者出院时如何进行出院宣教?

护师小黄：

患者DFU伴坏疽,合并多器官功能不全,需多学科联合处理。出院后主要采用电话访问的方式进行随访:出院后一个月内,每周回访一次;一个月后,每两周回访一次;三个月后,每月回访一次,连续追踪六个月。随访内容主要包括健康指导、康复指导、功能锻炼指导、血糖控制和饮食控制等,有条件的患者可定期回医院复查。

护士长：

最后,我对此次护理查房的内容做一个小结:DF伴坏疽的截肢后患者的护理和宣教是一项十分关键和艰巨的工作。随着医学的发展和对DF的认识不断深入,我们对DF的医疗、护理水平也在提高。我们要更新护理理念,掌握护理新知识,帮助患者增强面对疾病的信心,指导患者坚持控制血糖,积极预防和治疗疾病,从而提高患者的生活质量。

（高咪咪　陈丽君　徐　敏）

参考文献

[1]国际血管联盟中国分会糖尿病足专业委员会.糖尿

病足诊治指南[J].介入放射学杂志,2013,22(9):705-708.

[2]中华医学会糖尿病学分会.中国2型糖尿病防治指南（2013年版）[J].中华内分泌代谢杂志,2014,30(10):26-89.

[3]胡志辉,杨娟.糖尿病足溃疡的研究进展[J].医学临床研究,2012,29(9):1826-1828.

[4]马婧,冉兴无.糖尿病足的规范化诊断与治疗[J].中华内科杂志,2016,55(8):648-650.

[5]中国医疗保健国际交流促进会糖尿病足病分会.中国糖尿病足诊治指南[J].中华医学杂志,2017,97(4):251-258.

[6]文银亭.糖尿病足坏死截肢术的围手术期护理[J].饮食保健,2017,4(12):150.

[7]许樟荣.解读《国际糖尿病足工作组关于糖尿病足感染的诊断与处理指南》[J].中华糖尿病杂志,2017,9(3):249-250.

[8]何孝维.持续负压封闭引流技术治疗糖尿病足溃疡实施优质护理的临床意义[J].中国乡村医药,2017,23(21):65-66.

[9]王凤霞.试论糖尿病足的护理[J].中国中医药现代远程教育,2012,18(9):134-135.

[10]Roberts P, Newton V. Assessment and management of diabetic foot ulcers[J]. British Journal of Community Nursing,

2011,16(10):485-490.

[11] Lipsky B A, Aragón-Sánchez J, Diggle M, et al. IW-GDF guidance on the diagnosis and management of foot infections in persons with diabetes [J]. Diabetes/Metabolism Research & Reviews, 2016, 32 (S1): 45-74.